자연

각 계절이 지나가는 대로 그 계절 속에 살라.
그 계절의 공기를 들이키고
그 계절의 음료를 마시며
그 계절의 과일을 맛보라.
모든 바람을 맞으라.
땀구멍을 열고 모든 조류潮流 속에,
자연의 모든 냇물과 대양 속에 멱을 감으라.
봄과 함께 파릇해지고
가을과 함께 노랗게 익어가라.
그 계절의 영향력을 보약처럼 들이키라.
그것이야말로 당신을 위해
특별히 조제된 진정한 만병통치약.
자연은 건강의 또다른 이름에 지나지 않으며,
각 계절은 건강의 각기 다른 상태에 지나지 않는다.

헨리 데이비드 소로우

음체질에 좋은 양성 식품

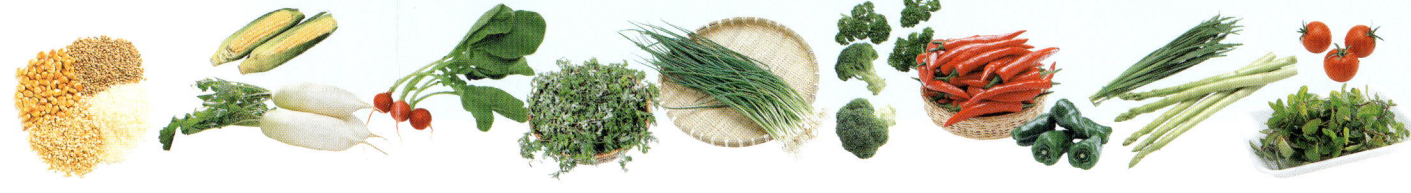

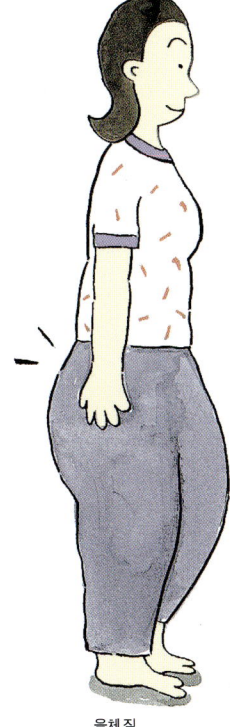

음체질

- 얼굴은 작다
- 어깨가 좁고 둥근 곡선이다
- 목은 가늘고 길다
- 허리가 굵고 엉덩이가 발달했다
- 다리가 굵고 짧고 강하다
- 발목이 굵다
- 피부색은 검다
- 몸이 차고 냉한 편이다
- 따뜻한 곳을 좋아한다
- 생리활동이 미약해 체온이 낮다
- 체내 수분량이 많아 물을 적게 마신다
- 해가 뜬 뒤에야 부담없이 활동한다

곡류	율무, 찹쌀, 멥쌀, 찹쌀현미, 현미, 수수, 조, 옥수수, 흑미
잎채소	부추, 파, 미나리, 무잎, 무순, 쑥갓, 갓, 고추잎, 쑥, 샐러리, 컴프리, 파슬리, 비트, 브로콜리, 콜리플라워, 아스파라거스, 치커리, 알파파, 크레송
열매채소	고추, 토마토, 피망
뿌리채소	무, 순무, 열무, 감자, 당근, 연근, 양파, 마
나물류	돌나물, 쑥, 민들레, 달래, 냉이, 취나물, 고사리, 도라지, 고비, 비름, 고수, 무릇, 산나물류, 죽순, 두릅, 표고버섯, 목이버섯, 송이버섯, 느타리버섯, 팽이버섯 등 모든 버섯류
과일	파인애플, 복숭아, 수박, 국광사과, 홍옥사과, 재래종 사과, 매실, 레몬, 밤, 잣, 호도, 은행, 유자, 탱자, 살구, 석류, 무화과, 아몬드, 마른 살구, 체리
해산물	김, 파래, 톳, 우뭇가사리
육류	쇠고기, 사골, 우골분, 쇠간, 소지라, 우유와 유제품, 닭고기, 메추리고기, 칠면조, 오리고기, 오리피, 양·염소·토끼·꿩·사슴·노루고기
육류 부산물	알류(달걀, 오리알, 메추리알), 유제품(치즈, 요쿠르트 등)
어패류	미꾸라지, 민물고기류(잉어,빙어, 향어, 송어, 연어, 민물뱀장어, 가물치, 메기), 민물조개류(재첩 등)
조미료	참기름, 옥수수기름, 마늘, 후추, 생강, 검은참깨, 노란참깨, 현미식초, 표고버섯가루, 고추장, 천일염, 죽염, 겨자, 흑설탕, 토마토케첩, 마요네즈(옥수수기름으로 만든 것), 카레
술	정종, 동동주, 소주(감자), 청하, 매실주, 막걸리(쌀)
음료	쑥차, 국화차, 유자차, 율무차, 두충차, 옥수수차, 생강차, 레몬차, 옥수수염 달인 물, 양파껍질 달인 물, 두릅껍질 달인 물
기타	인삼, 녹용, 당귀, 황기, 엉겅퀴, 익모초, 삼백초, 사철쑥, 산사자, 구기자, 오미자, 솔잎, 웅담, 우황, 사향, 홍화씨, 복숭아씨, 살구씨, 아주까리기름, 밤꿀, 잡꿀, 로얄제리, 화분, 동충하초, 쌀과자, 팝콘, 상황버섯

※ 중증 환자인 경우, 동물성 식품을 가능한 절제하고 특정 기호 식품(인삼, 녹용, 사향, 영지버섯)은 세밀한 체질검사 후 섭취하도록 한다

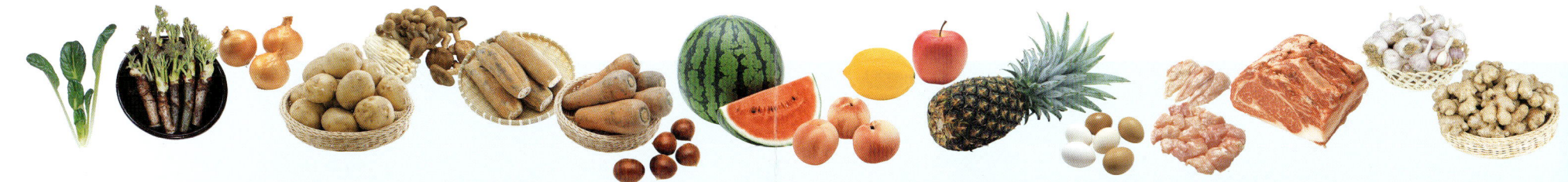

양체질에 좋은 음성 식품

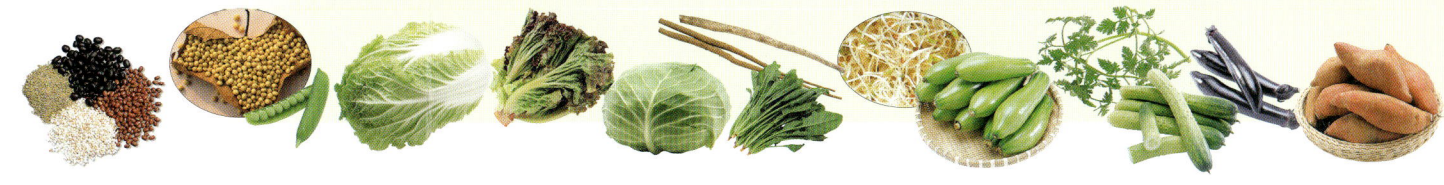

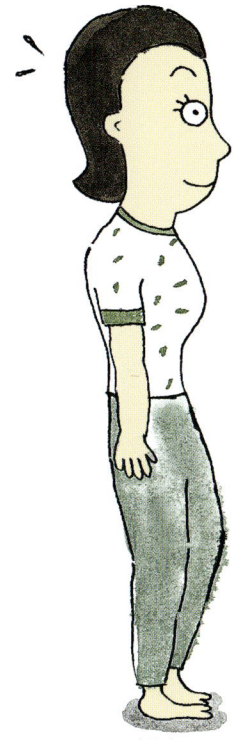

- 머리가 크다
- 어깨가 넓고 직선이다
- 목이 굵고 짧다
- 허리가 가늘고 엉덩이가 빈약하다
- 다리가 가늘고 길고 허약하다
- 발목이 가늘다
- 피부색은 희다
- 몸이 따뜻하다
- 서늘한 곳을 좋아한다
- 체온이 높고 땀이 많다
- 체내 수분량이 적어 물을 많이 마신다
- 해 뜨기 전에 일어나도 무리가 없다

양체질

곡류	보리(납작보리), 밀과 밀가루 음식, 콩류(검정콩, 완두콩, 노란콩, 강낭콩 등), 메밀, 팥
잎채소	배추, 양배추, 상추, 시금치, 근대, 아욱, 깻잎, 양상추, 신선초, 케일
열매채소	가지, 호박, 오이
뿌리채소	고구마, 우엉, 더덕, 토란
나물류	씀바귀, 질경이, 고들빼기, 머위대, 콩나물, 숙주나물
해산물	미역, 다시마
가공식품	곤약, 메밀묵, 청포묵, 두부, 콩국, 청국장, 된장, 간장 등 콩제품
과일	바나나, 감, 단감, 대추, 배, 귤, 금귤, 기타 감귤류, 부사사과, 포도, 키위, 딸기, 산딸기, 자두, 참외, 앵두, 메론, 자몽, 참다래, 모과
육류	돼지고기, 돼지간, 돼지췌장, 개고기
어패류	조기, 참치, 정어리, 명태, 청어, 넙치, 삼치, 꽁치, 가자미, 아귀, 뱅어, 홍어, 모시조개, 대합, 바지락, 굴, 오징어, 낙지, 해파리, 멸치, 게, 새우, 해삼, 멍게, 전복, 성게, 젓갈류(창란젓, 알젓 등), 북어포
조미료	콩기름, 들기름, 유채기름, 들깨
술	포도주, 맥주, 양주(포도증류주), 복분자술, 막걸리(밀가루)
음료	결명자차, 보리차, 칡차, 더덕차, 들깨차, 녹차, 뽕잎차, 감잎차, 대추차, 질경이 달인 물, 커피, 홍차
기타	알로에, 갈근, 박하, 백합뿌리, 어성초, 엿기름, 소맥배아, 맥주효모, 해바라기씨, 호박씨, 땅콩, 레시틴, 보리싹, 아카시아 꿀

※ 중증 환자인 경우, 동물성 식품을 가능한 절제하고 특정 기호 식품(인삼, 녹용, 사향, 영지버섯)은 세밀한 체질검사 후 섭취하도록 한다

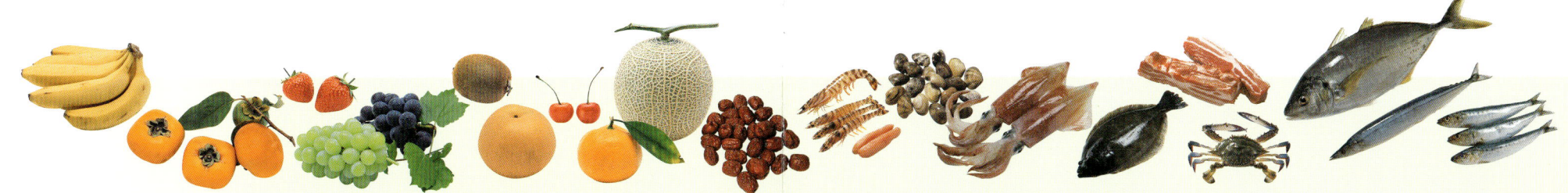

음체질에 좋은 양성 식품

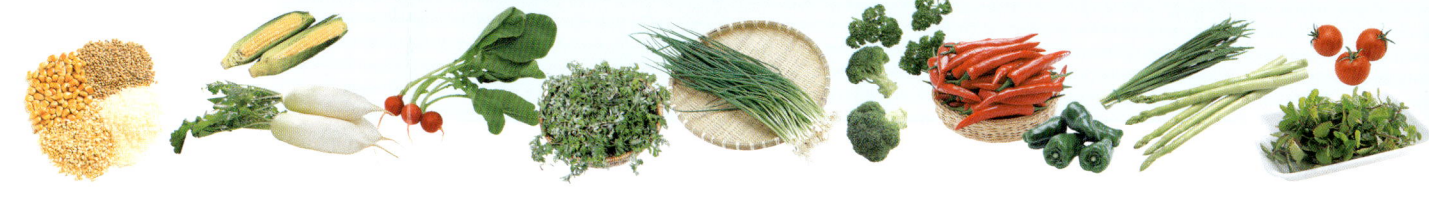

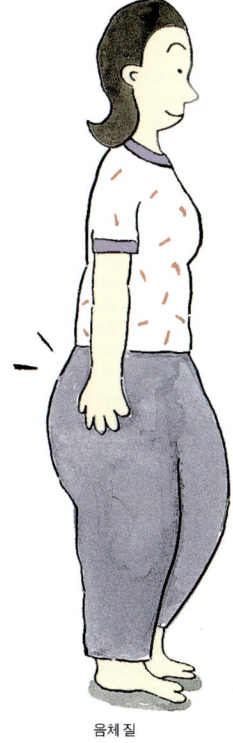

얼굴은 작다
어깨가 좁고 둥근 곡선이다
목은 가늘고 길다
허리가 굵고 엉덩이가 발달했다
다리가 굵고 짧고 강하다
발목이 굵다
피부색은 검다
몸이 차고 냉한 편이다
따뜻한 곳을 좋아한다
생리활동이 미약해 체온이 낮다
체내 수분량이 많아 물을 적게 마신다
해가 뜬 뒤에야 부담없이 활동한다

음체질

곡류	율무, 찹쌀, 멥쌀, 찹쌀현미, 현미, 수수, 조, 옥수수, 흑미
잎채소	부추, 파, 미나리, 무잎, 무순, 쑥갓, 갓, 고추잎, 쑥, 샐러리, 컴프리, 파슬리, 비트, 브로콜리, 콜리플라워, 아스파라거스, 치커리, 알파파, 크레송
열매채소	고추, 토마토, 피망
뿌리채소	무, 순무, 열무, 감자, 당근, 연근, 양파, 마
나물류	돌나물, 쑥, 민들레, 달래, 냉이, 취나물, 고사리, 도라지, 고비, 비름, 고수, 무릇, 산나물류, 죽순, 두릅, 표고버섯, 목이버섯, 송이버섯, 느타리버섯, 팽이버섯 등 모든 버섯류
과일	파인애플, 복숭아, 수박, 국광사과, 홍옥사과, 재래종 사과, 매실, 레몬, 밤, 잣, 호도, 은행, 유자, 탱자, 살구, 석류, 무화과, 아몬드, 마른 살구, 체리
해산물	김, 파래, 톳, 우뭇가사리
육류	쇠고기, 사골, 우골분, 쇠간, 소지라, 우유와 유제품, 닭고기, 메추리고기, 칠면조, 오리고기, 오리피, 양·염소·토끼·꿩·사슴·노루고기
육류 부산물	알류(달걀, 오리알, 메추리알), 유제품(치즈, 요쿠르트 등)
어패류	미꾸라지, 민물고기류(잉어,빙어, 향어, 송어, 연어, 민물뱀장어, 가물치, 메기), 민물조개류(재첩 등)
조미료	참기름, 옥수수기름, 마늘, 후추, 생강, 검은참깨, 노란참깨, 현미식초, 표고버섯가루, 고추장, 천일염, 죽염, 겨자, 흑설탕, 토마토케첩, 마요네즈(옥수수기름으로 만든 것), 카레
술	정종, 동동주, 소주(감자), 청하, 매실주, 막걸리(쌀)
음료	쑥차, 국화차, 유자차, 율무차, 두충차, 옥수수차, 생강차, 레몬차, 옥수수염 달인 물, 양파껍질 달인 물, 두릅껍질 달인 물
기타	인삼, 녹용, 당귀, 황기, 엉겅퀴, 익모초, 삼백초, 사철쑥, 산사자, 구기자, 오미자, 솔잎, 웅담, 우황, 사향, 홍화씨, 복숭아씨, 살구씨, 아주까리기름, 밤꿀, 잡꿀, 로얄제리, 화분, 동충하초, 쌀과자, 팝콘, 상황버섯

※ 중증 환자인 경우, 동물성 식품을 가능한 절제하고 특정 기호 식품(인삼, 녹용, 사향, 영지버섯)은 세밀한 체질검사 후 섭취하도록 한다

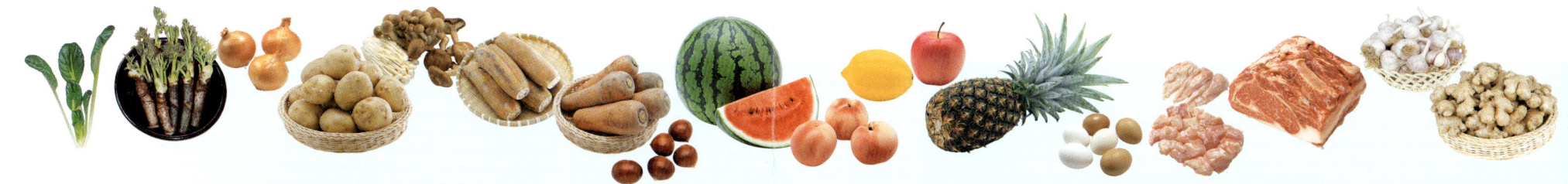

골라먹어야 낫는다?
약이 되는 체질밥상

골라 먹어야 낫는다?

약이 되는 체질밥상

허봉수 지음

한문화

저자 서문

빼앗긴 당신의 입맛을 되찾아라

    수많은 건강보조식품과 건강서적 그리고 다양한 건강요법들이 홍수처럼 넘쳐나는 세상에 나는 또다시 섭생건강법이란 주제로 세 번째 책을 세상에 내놓게 되었다.
    지금까지 섭생건강법은 수많은 사람들의 삶을 변화시켰다. 우선 병약한 이들의 몸을 질병으로부터 해방시켜 주었고 죽음의 문턱에서 절망에 사로잡힌 이들에게 새로운 인생의 등불이 되어 주기도 했다. 이들의 크고 작은 변화는 모두 매 끼니 식탁에 오르는 음식을 바꾸는 '작은 노력'에서 시작되었다.
    섭생을 통해 건강을 찾으려면 지금까지 아무 생각 없이 먹어왔던 식사, 또는 몸에 좋다는 말만 믿고 무조건 찾아 먹던 건강식품들로부터 한 걸음 물러나야 한다. 지금까지의 모든 식이요법이 '무엇을 먹으면 어디가 좋아진다'는 식이었다면 섭생은 '먹고 싶어서 먹게 하는' 자연스러운 입맛 회복운동을 의미한다. 무의식적으로 먹고 싶어서 먹었더니 몸이 편안해지는 것을 느끼는 것, 바로 이런 순수한 본래 입맛을 되찾아 주는 것이 섭생의 기본 방향이다.
    현대인들이 건강을 회복하기 어려운 이유는 오염된 환경과 향신료와 합성조미료가 많이 첨가된 가공식품 섭취로 몸의 반응을 제대로 듣지 못하기 때문이다. 게다가 각종 스트레스로 인해 호르몬분비 이상, 자율신경계의 실조, 식욕상실 등이 가세하여 질병을 악화시켜 온 탓도 있다. 왜곡된 입맛에 길들여진 사람들이 자신의 순수한 본래 입맛을 찾기까지는 최소 1주일 이상의 시간이 걸린다. 섭생은 먼저 음식을 통해 내 몸이 어떻게 반응하는지를 살피는 일에서부터 출발한다. 자신의 몸에 애정과 관심을 기울이다보면 몸이 보내는 모든 신호들을 정확하게 감지할 수 있게 되고 바로 그때부터 몸에서 당기는 대로 자유롭게 먹기만 하면 된다.

 이 책에서는 잃어버린 몸의 소리를 찾아갈 수 있는 아주 간단한 방법을 제시한다. 크게는 자신의 체질을 음양으로 구분하는 법, 사람과 식품의 짝짓기, 체질별 식단 짜기 등 실생활에 바로 응용할 수 있는 내용들로 선별했다. 그동안 섭생연구원을 거쳐간 국내외 2만 여 명의 임상사례는 섭생건강법을 심화 발전시키는 귀중한 자료가 되었다. 똑같은 고기를 먹어도 어떤 사람은 아무 해가 없는데 어떤 사람은 가스가 차고 여드름과 같은 피부질환이 나타났다. 또 복통으로 데굴데굴 구르던 사람이 토마토주스 한 잔으로 진정되는가 하면 깨끗하게 치료했던 아토피성 피부염이 고기 수프 몇 순가락으로 재발해 3개월 이상 고생한 사람도 있다.

 같은 음식이라도 어떤 체질을 가진 사람이 먹느냐에 따라 독이 되기도 하고 약이 되기도 하는 것이다. 나는 지금도 질병과 고통의 근원에는 아주 사소해 보이는 음식이 있다는 사실이 놀랍다. 병이란 음양이 조화를 이루지 못하고 균형을 잃을 때 나타나는 신체의 적신호다. 하지만 아주 위중한 병이 아니라면 크게 주눅들 필요는 없다. 우리 몸의 세포와 조직은 스스로 건강한 상태를 유지할 수 있고, 손상되더라도 회복할 수 있는 능력이 있기 때문이다. 즉 병에 걸렸을 경우, 병이 문제가 아니라 병든 세포가 만들어질 수밖에 없는 우리 몸의 병든 환경이 문제인 것이다. 그러므로 세포들이 기질적으로 좋아하는 음식(인스턴트식이 아닌 자연식)을 즐거운 마음으로 계속해서 섭취하면 병든 환경도 자연적으로 회복할 수 있다. 음체질인 사람은 양의 성질을 지닌 식품을, 양체질인 사람은 음의 성질을 지닌 식품을 찾아서 먹는, 몸과 식품의 음양 조화를 찾기만 하면 건강한 세포를 생성하여 건강한 몸으로 거듭날 수 있다.

한 끼의 식사가 사람을 죽이기도 하고 살리기도 한다. 지금 먹은 음식물이 한두 시간 후 내 몸의 컨디션을 결정한다. 그래서 음식물과 몸의 조화를 맞춰 먹는 것이 무서울 정도로 중요하다. 섭생은 특별한 치료행위나 약품투여 없이 하루 하루의 생활 속에서 누구나 쉽게 실천할 수 있는 생활건강법이다. 돈이 들지도 않고 부작용도 없으며 무리한 노력과 불편도 따르지 않는다. 즐거운 마음으로 먹고 싶은 것을 찾아 먹으면서 경쾌하게 시작할 수 있는 것이다.

전형적인 양체질인 나는 음체질의 아내와 살고 있다. 우리 부부는 음양의 원칙을 지키며 오랜 세월 꾸준히 음식을 골라 먹고 있다. 아내는 현미밥이나 흰쌀밥, 나는 주로 콩보리밥을 먹는다. 밥을 지을 때는 현미밥 위에다 콩과 보리를 앉혀서 위·아래를 나누어 먹고, 고기를 살 때도 쇠고기와 돼지고기를 따로 준비한다. 식당에 가서도 양성질의 도라지, 감자, 잉어는 아내가, 음성질인 미역, 고등어, 양배추는 내가 먹어 상을 말끔히 비운다. 과일과 야채 등 모든 음식물이 그렇게 소비된다. 시장을 볼 때도 오히려 편안해졌다. 서로에게 무슨 음식이 맞는 지 잘 알기 때문에 특별히 뭘 살까 고민하지 않아도 된다. 음양의 조화를 깨우치면서 모든 만물이 자신이 갖고 있지 않은 상대적인 것을 취하여 중화를 이뤄간다는 것을 알게 되었다. 또 대부분의 관계가 음양조화라는 자연의 질서 속에서 돌아가는 것을 보며 상대방을 배려하는 마음도 더 깊어진 것을 느낀다.

  섭생을 통해 식탁을 바꾸고 삶을 변화시키고자 하는 분명한 목적의식을 가진 이들에게 그리고 무심코 이 책을 집어든 독자들에게 20년간 음식과 몸의 관계만을 들여다보며 얻은 나의 절실한 교훈을 전하며 이 글을 맺는다.

'더 늦기 전에 당신 몸의 소리에 귀를 기울여라'

2001년 겨울
허봉수

차례

서문 | 빼앗긴 당신의 입맛을 되찾아라 4

1. 음양으로 골라 먹어야 하는 이유
음은 양을 찾고 양은 음을 찾는다 12
태양을 좋아하는 음체질, 물을 좋아하는 양체질 15
내 몸은 음식이 만든다 18
기쁨을 얻는 방법 20
몸에 맞는 음식을 잘 골라 먹는 지혜 23
야생동물의 배설물에는 벌레가 꾫지 않는다 28
본능의 먹이감각을 회복하라 30

2. 나는 어떤 체질일까?
한눈에 알아보는 음과 양 36
양은 직선, 음은 곡선 38
낮에 강한 음체질, 밤에 강한 양체질 40
꼼꼼한 음체질, 활달한 양체질 44
체질에 맞는 생활환경 만들기 48
사랑하는 사람들과 조화를 이루기 위해 52
내 체질을 찾아라 - **쉽게 찾는 체질진단 설문지** 55

3. 먹을거리에도 체질이 있다
식물에도 음양이 있다 62
동물에도 음양이 있다 65
거부반응을 일으키는 먹을거리 67
내 몸에 꼭 맞는 먹을거리 70

4. 어떻게 먹을까?
깨끗한 자연음식, 바르게 조리하기 76
건강한 삶을 위한 섭생 10훈 79
음체질에 좋은 식단과 조리법 85

양체질에 좋은 식단과 조리법 119
체질에 맞는 제철식품 찾아보기 145

5. 건강을 지키는 생활 속 체질식단

약 대신 음식으로 감기 고치기 152
봄철 건강을 지키는 체질요리 155
위장을 튼튼하게 만드는 체질요리 158
변비 없는 상쾌한 아침을 위한 체질요리 161
깨끗하고 고운 피부를 위한 체질요리 166
잘 먹으면서 살을 빼는 섭생 다이어트 172
강한 정력을 키우는 체질요리 177
숙취 해소를 위한 체질요리 180
수험생의 머리를 맑게 하는 체질요리 184
행복한 출산을 위한 체질요리 189

6. 환자를 위한 질환별 섭생치료식단

음식에서 온 병 음식으로 고친다 196
빈혈 198
소화기질환 203
암 208
고혈압 213
심장병 220
당뇨병 225
간질환 231
신장질환 236
관절염 242
뇌졸중 247
매일 먹는 음식으로 병을 고친 사람들 252

부록 | 한눈에 보는 음양 식품 구분표 (칼라화보) / 섭생 실천 일기장 263

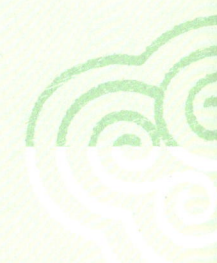

음양으로 골라 먹어야 하는 이유

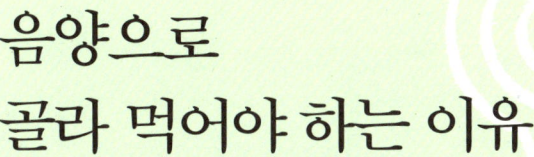

음양이 조화를 이루면 만물이 편안하다.

음체질은 양성 식품을,

양체질은 음성 식품을 먹어야

몸 안에 음양의 조화가 이루어진다.

음은 양을 찾고 양은 음을 찾는다

세상에 존재하는 모든 것들은 항상 상대적으로 존재한다. 안이 있으면 밖이 있고, 플러스(+)가 있으면 마이너스(-)가 있고, 빛이 있으면 어둠이 있다. 생명체 안에도 모두 암수의 구분이 있다. 이렇듯 서로 다른 두 가지 존재 양식을 음陰과 양陽이라고 한다. 음과 양은 해가 뜨면서 생기는 응달과 양달을 뜻하는 것으로 만물을 생성하고 변화시키는 힘의 근원이다. 세상은 음과 양의 서로 다른 두 가지 힘들이 조화를 이룰 때 비로소 편안하다.

만약 음과 양이 1:1로 균형을 이루지 못하고 어느 한쪽으로 치우쳐 있다면, 넘치는 것이 부족한 것을 채워 끊임없이 조화와 균형을 이루어 가려고 한다. 이것은 모든 생명체가 가지고 있는 생명의 방향성으로 이로 인해 개체의 생성과 성장, 소멸이 이루어진다.

자신에게 부족한 것을 찾아서 채우려고 쫓아가는 것, 바로 음과 양이 조화를 이루려는 방향이다. 자석의 음극과 양극이 서로를 끌어당기듯이 음과 양은 서로 상대방의 성질을 끌어들여 자신을 중화시키려는 성질을

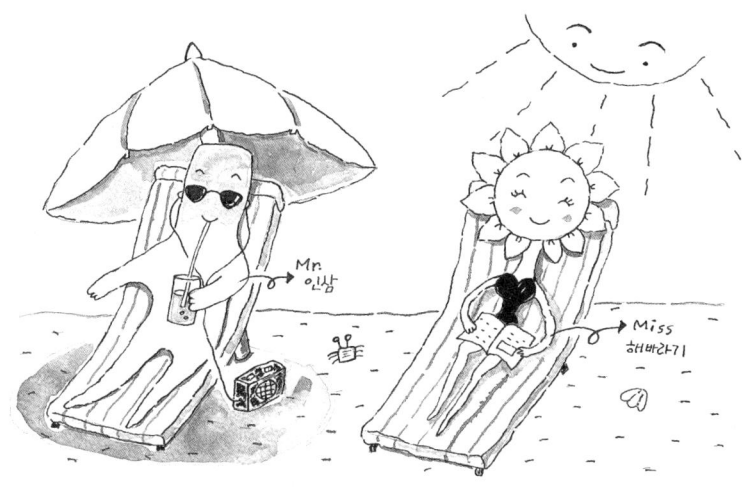

몸이 뜨거운 인삼은 그늘에서, 몸이 차가운 해바라기는 양지에서 자란다.

가지고 있다. 성질이 다른 상대끼리 서로를 끌어들여 안정을 취하려는 것이 바로 짝짓기다. 짝짓기야말로 모든 생명 활동의 본성이다.

모든 생명체는 씨앗이 싹을 틔워 성장하면 짝을 얻어 결실을 맺는 것으로 자기 역할을 다한다. 식물의 암술과 수술이 짝을 지어 열매를 맺듯, 남자와 여자가 만나 자식을 얻는다. 사계절의 변화도 마찬가지이다. 추운 겨울이 지나면 따뜻한 봄이 찾아오고, 점점 뜨겁게 달구어진 여름은 다시 서늘한 기운을 쫓아 가을을 맞는다. 사계절의 순환처럼 모든 생명체들도 싹을 틔우고 성장하고 열매를 맺은 뒤 생을 마치고 다시 새로운 싹을 틔운다.

모든 동물과 식물은 이러한 생명의 본성에 따라 자기 체질에 맞는 곳을 골라 자라고 성장한다. 인삼은 햇빛이 곧바로 내리쪼이는 양지에서는 자라지 못한다. 인삼은 뜨거운 양의 성질을 가졌기 때문에 서늘한 음지라야 생명활동의 리듬이 안정을 취하고 건강하게 자랄 수 있다. 반대로 해바라기는 해가 비치지 않는 음지에서는 살 수 없다. 차가운 음의 성질을 가진 해바라기는 끊임없이 태양으로부터 양의 기운을 받아들여야만 한다. 만약 음이 양을 찾고 양이 음을 찾는 자연의 질서가 뒤바뀐다면 생명 활동의 리듬은 깨지고 만다. 질병은 바로 이 리듬이 깨지는 틈으로 찾아든다.

무릇 자연의 일부인 사람도 건강을 지키기 위해서는 당연히 자연의 순리에 따라야 한다. 음이 양을 찾고 양이 음을 구하는 동식물의 생태처럼 사람도 자신의 체질과 상반되는 외부조건을 찾아 짝을 이루며 살아야 한다. 몸 안에서 부족한 것은 외부로부터 보충하고, 안에서 넘치는 것은 밖으로 발산해야 한다. 이것이 바로 섭생이다.

섭생은 자기 몸에 맞는 짝을 몸 밖의 세상에서 찾는 생활태도이다. 자기 자신과 상반되는 성질의 음식물과 환경, 활동을 스스로 찾아서 선택적으로 받아들이는 것, 섭생은 바로 나와 다른 것으로부터 조화를 이루려는 능동적인 삶의 방식이다.

태양을 좋아하는 음체질,
물을 좋아하는 양체질

감자는 작고 좁은 잎이 많이 달렸지만 고구마는 잎이 넓다. 왜 그럴까? 소나무는 잎이 바늘처럼 가는데 오동나무는 우산처럼 넓은 이유가 무엇일까? 이처럼 엉뚱해 보이는 질문에서부터 섭생의 원리가 시작되었다. 섭생은 생태계의 무수한 동식물 종의 성장과 소멸을 면밀히 관찰하면서 그 속에 숨겨진 생명활동의 비밀을 캐는 것으로부터 생명체를 움직이는 음양의 조화를 발견했다.

고구마는 감자에 비해 왜 넓은 잎을 가졌을까? 잎이 넓은 것은 태양을 좋아하기 때문이다. 햇빛을 많이 받기 위해 잎의 그릇을 크게 만든 것이다. 그러면 태양을 좋아하는 고구마의 몸은 뜨거울까? 차가울까? 차가운 몸을 가졌기 때문에 뜨거운 태양을 좋아하는 것이다. 생명체는 자신에게 부족한 것을 채우는 방식으로 생존하기 때문이다. 이것이 바로 고구마의 섭생이다.

그와 반대로 감자는 몸이 뜨겁기 때문에 햇빛을 적게 받으려고 좁은 잎을 가진 것이다. 감자의 주산지 역시 추운 강원도 고산지대이다. 뜨거운 성질의 감자는 서늘한 환경이라야 세포의 신진대사가 원활해져 잘 자라고 맛이 좋다. 그러나 고구마는 차가운 성질 때문에 따뜻한 곳에서 잘 자란다. 실제로 햇빛을 많이 받고 자란 고구마가 햇빛을 적게 받고 자란 고구마보다 크고 맛도 좋다.

더운 지방에는 잎이 넓은 활엽수가 많고 추운 지방에는 소나무나 전나무처럼 침엽수가 많은 것도 같은 원리다. 나뭇가지를 타고 하늘로 올라가며 자라는 오이는 차가운 성질 때문에 햇빛을 쫓아 올라가는 것이다. 하지만 인삼이나 버섯은 뜨거운 몸 때문에 그늘에 숨어 있기를 좋아한다. 잎이 좁게 갈라져 있는 무는 뜨거운 몸을, 잎이 넓은 배추는 차가운 몸을 가졌다.

차고 뜨거운 자기 성질에 따라 태양을 쫓거나 피하는 것이 모든 식물체의 생장조건이다.

동물 역시 마찬가지다. 추운 지역에서 사는 동물은 뜨겁고, 더운 지역에서 사는 동물은 차가운 성질을 가지고 있다.

이처럼 식물과 동물은 타고난 음양의 기질에 따라 태양과 물에 대해 각기 다른 반응을 보이며 살아간다. 그것은 자연 환경으로부터 생명체 내부에 부족한 것을 채우는 방향으로 조화를 이루는 것이다.

사람 역시 타고난 음과 양의 뚜렷한 기질을 가지고 있다. 때문에 음이든 양이든 어느 한 부분이 필연적으로 부족한 존재인 것이다. 그러므로 끊임없이 자기 몸과 다른 상대를 찾아 채워야만 건강하게 살 수 있다. 사람은 체질에 맞는 음식물을 섭취함으로써 인체가 가진 부족한 기질을 보충한다.

그러면 자기 몸에 부족한 것이 무엇인지를 어떻게 알 수 있을까? 사람의 세포 역시 식물이나 동물처럼 스스로 자기가 좋아하는 것을 요구하게 되어 있다. 좋아하는 것은 바로 자신과 다른, 상대적인 것이다. 양체질인 사람은 음을 찾고, 음체질인 사람은 양을 찾는다. 그래야만 정상적인 생명활동이 유지될 수 있다. 섭생은 이러한 근원적인 생명체의 방향성을 우리의 식탁에서 되찾으려는 노력이다.

내 몸은 음식이 만든다

섭생은 우리 몸을 이루는 최소 단위인 세포를 건강하게 만드는 방법에서 출발하는 과학적인 식생활혁명이다.

건강한 사람이란 우선 몸을 만드는 세포가 건강한 사람이다. 그러면 세포는 어떻게 만들어지는가? 한번 만들어진 세포는 영원히 우리 몸과 함께 하는가? 섭생은 이렇게 근본적인 물음에서 출발한다.

세포는 우리가 매일 먹는 음식물에 의해 만들어진다. 음식물은 인간의 생명 활동을 유지할 수 있는 에너지를 만드는 동시에 보이는 실체인 몸을 만들고 있다. 그런데도 우리는 음식을 열량과 에너지를 생산하는 도구로만 생각했지 그것이 곧 내 몸을 만드는 기본 재료임을 잊고 지내왔다. 한번 만들어진 몸이 영원하다는 착각에 빠져있기 때문이다.

그러나 한번 만들어진 세포는 영원히 우리와 함께 하지 않는다. 매 순간 우리 몸에서는 초당 5천만 개의 세포가 죽어 가는 동시에 또다시 5천만 개의 새로운 세포가 만들어지기 때문이다. 머리카락과 손톱이 자라는 것처럼 몸을 만드는 살과 피와 뼈가 날마다 새롭게 만들어지고 자라는 것이다.

간은 한 달 반이면 전혀 새로운 세포에 의해 새로운 조직으로 바뀐다. 뼈는 대개 3~6개월이면 새로 만들어진다. 그러므로 아기를 낳고 나서 허리가 아픈 사람들이 10년, 20년이 지나도록 산후조리를 잘못해 뼈가 약해졌다고 생각한다면 오산이다. 출산 당시의 뼈는 이미 오래 전에 사라지고 없다. 1년에도 서너 번씩 새로운 뼈로 바뀌는데 10년, 20년이 지나도록 허리의 통증을 산후조리 탓으로만 돌리는 것은 옳지 않다. 지속적으로 뼈를 약하게 만드는 식습관이 더 큰 문제임을 깨닫지 않는 한, 근본적인 치유는 어려울 수밖에 없다.

세포를 건강하게 만들기 위해 일시적으로 건강 보조제를 먹거나 병든 세포를 치료하기 위해 약을 먹는 것 역시 결코 근본적인 치료가 될 수 없다. 아무리 좋은 약이라도 세포의 수명과 함께 그 기능을 다하기 때문이다.

매일 먹는 음식물이 날마다 새로운 세포를 만들어 내고 있다. 한 끼의 식사가 내 몸을 만들어 간다는 사실만 인식한다면 무엇을 어떻게 먹을 것인가가 얼마나 중요한 문제인지 쉽게 깨달을 수 있다.

기쁨을 얻는 방법

건강해지는 방법은 지극히 단순하다. 좋은 먹을거리로 건강한 세포를 만드는 것이다. 건강한 세포는 신진대사가 왕성하다. 세포의 신진대사를 활발하게 만드는데 음식물만큼 중요한 것이 또 있다. 바로 마음가짐이다. 섭생은 어떤 마음가짐을 갖는가에 주의를 기울임으로써 단순히 건강을 지키기 위한 식생활습관을 뛰어넘어 삶의 방향성을 찾는 생활철학을 제시한다.

세포 하나하나는 에너지를 만드는 화학공장이다. 세포공장은 제대로 된 원료 즉 자기 기질과 상대되는 영양물질을 받았을 때 왕성하게 움직인다. 그러나 제 아무리 세포와 짝이 맞는 원료가 있다해도 공장의 기계를 움직이는 주체인 자율신경이 의욕적으로 일을 하지 않으면 소용이 없다.

우리 몸에서 호르몬과 자율신경을 작동시키는 일은 뇌 속에 있는 시상하부가 맡고 있다. 만약 우리 몸 속에 단백질이 부족하다면 시상하부는 식욕을 느끼는 신경에 단백질이 많은 음식을 찾게끔 명령한다. 그러면 우리 눈은 적합한 음식을 찾고 손이 그것을 입으로 가져와 먹게끔 만든다. 결국 무엇인가 먹고 싶다는 것은 혈액 속에 부족한 성분을 시상하부가 알아내고 필요한 것을 찾게 만드는 감각의 리듬에 의해 결정된다.

이렇듯 우리 몸은 시상하부가 자기 리듬을 지킬 때 호르몬과 자율신경이 맡은 바 역할을 다할 수 있는데, 시상하부를 안정시키는 것은 바로 마음가짐이다. 즐겁고 긍정적인 마음가짐을 가질 때 비로소 시상하부는 자기 리듬을 지켜나간다. 즉 '기쁨'을 가질 때 호르몬과 자율신경이 제 역할을 다해 세포 공장이 제대로 돌아가고 이로써 세포의 신진대사가 왕성해지는 것이다.

그런데 '기쁘다는 것'의 중심은 내가 아니라 상대에 있다.

배가 고플 때는 배가 두둑하게 불러와야 기쁘고, 돈이 없을 때는 돈을 가져야 기쁘고, 외로울 때는 짝을 만나야 기쁘다. 이렇게 기쁨은 내가 가지고 있지 않은 것을 갖고 싶어하고, 비로소 그걸 얻었을 때 찾아오는 감정이다. 즉 음과 양이 서로 짝을 맺어야 기쁨이 오는 것이다.

플러스는 마이너스를 만나야 기쁘고, 수컷은 암컷을 만나야 기쁜 것처럼 자연의 모든 움직임도 기쁨을 얻는 방향을 좇아간다. 차가우면 뜨거운 쪽으로, 뜨거우면 차가운 쪽으로 찾아가 모자라는 것을 채우는 것이 자연의 순리다. 해바라기가 태양을 좇아가는 것도, 인삼이 태양을 피해 그늘에서 자라는 것도 모두 같은 이치다. 모든 생명체들은 그렇게 부족한 것을 채우려는 방향으로 나아가며 '기쁨'을 얻고 생명활동을 유지해 간다.

우리 몸의 세포도 마찬가지다. 자기가 가진 성질과 반대되는 것을 찾아 부족한 것을 채울 때 기쁨이 오고 신진대사가 왕성해지는 것이다.

자기와 상반된 기질을 가진 외부세계의 물질을 바르게 찾아내려면 우선 나 자신을 정확하게 알아야 한다. 자기를 바로 아는 사람은 삶에 대해 겸손하다. 자기에게 무엇이 부족하고 넘치는지를 바로 알기 때문이다.

이제 자신을 바로 볼 수 있는 사람은 부족한 것을 채우기 위해 바깥 세상으로 눈을 돌려야 한다. 이제부터는 모든 관심이 항상 내가 아닌 타인에게 쏠려 있어야 한다. 관심이 있어야만 상대의 기질을 이해하게 되고 비로소 바른 짝짓기가 가능하기 때문이다.

따라서 섭생은 나보다 상대를 먼저 생각하는 마음으로, 몸 안에 부족한 것을 채우기 위해 몸 밖의 먹을거리를 찾아가는 것이며, 몸의 요구대로 살아가는 것이다. 그것은 음양이 만나는 중화체로써 기쁨을 누리는 자연의 순리에 따르는 것이다.

몸에 맞는 음식을 잘 골라 먹는 지혜

'잘 먹는다' 는 것의 의미

'밥이 보약이다', '잘 먹는 것이 건강을 지키는 비결이다' 등등 우리는 이런 말들을 흔히 듣고 있다. 그러나 사람들은 '잘 먹는다' 는 것에 대해서 세대별로 서로 다른 생각들을 하며 살아왔다.

보릿고개를 겪은 50대 이후의 사람들은 그야말로 못 먹어서 탈이 나는 시대를 살았기에 우선은 배를 채우는 것이 급선무였다. 그 이후의 40대들은 먹는다는 것은 오로지 신체활동에 필요한 에너지를 얻는 것이라는, 이른바 '칼로리 신화' 에 길들여져 성장기를 보낸 사람들이다. 그래서 싼 값에 높은 열량을 섭취하는 식품을 찾아 먹었고 조금이라도 여유가 생기면 고기를 찾고 또 한 번 먹으면 양껏 먹으려고 했다.

30대는 비로소 굶주림의 고통에서 벗어나 균형 있는 식사로 성장기를 보낸 첫 세대이다. 이 때부터는 다양한 영양섭취를 위해 골고루 먹을 것을 강조하기 시작했다. 그로부터 오랫동안 '골고루' 먹는 것이 건강의 유일한 방편인 양 믿어왔다. 그러나 요즘의 청소년들은 이유식을 시작하면 서부터 보신용 한약을 먹었을 정도로 영양과잉 상태에서 비롯된 비만과 갖가지 현대병으로 시달리고 있다. 오히려 '잘 먹어서 탈이 나는' 시대에 살고 있는 것이다.

현대 영양학에서는 인체가 필요로 하는 40~50여 종의 영양소들을 탄수화물·지방·단백질·비타민·무기질 등 5대 영양소로 분류하고 각각의 영양소를 고르게 섭취하도록 권해왔다. 그러나 자기 몸에 맞지도 않는 음식을 무조건 고른 영양소를 갖추어 골고루 먹는 것은 어리석은 일이다. 무조건 골고루 먹기보다 몸에 맞는 음식을 '골라 먹는' 지혜가 필요하다.

섭생의 기본 원칙은 몸에 필요한 영양소들을 자기 체질과 음양의 상대 관계에 있는 음식으로부터 섭취하는 것이다. 영양과 열량의 조화에 앞서 음식과 인체의 기질이 조화를 이루어야 비로소 완벽한 건강 식탁이 꾸려지기 때문이다.

여름철 삼계탕, 겨울철 메밀국수

일반적으로 우리의 전통음식이 건강에 좋다고 믿고 있다. 실제로 전통음식들은 재료들끼리 음양의 기질이 절묘하게 조화를 이루어 누구나 먹어도 별 탈이 없게끔 중화된 상태로 만든 음식들이다.

그러나 섭생식단에서 말하는 기질의 조화는 음식물끼리의 기질의 조화가 아니라 먹을거리와 내 몸과의 기질이 조화를 이루는 것을 뜻한다. '먹어서 탈이 나지 않도록' 하는 보신補身의 단계가 아니라 '먹어서 생명의 활력을 돋우는' 양생養生을 추구하는 것이 섭생이다. 따라서 음양

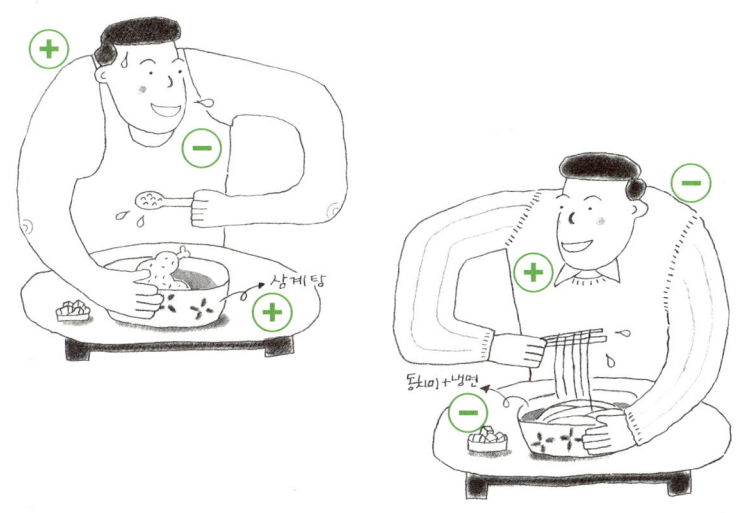

몸 안이 차가운 여름에는 뜨거운 삼계탕을, 몸 안이 뜨거운 겨울에는 시원한 메밀국수를 먹는다.

의 기질적 특성이 뚜렷하게 드러나도록 조리한 것이 섭생에 적합한 음식이다.

여름철에 삼계탕을 먹고 겨울에 동치미와 메밀국수를 먹는 것은 음식의 기질과 인체의 기질을 중화시키는 좋은 예이다. 여름철은 몸 밖은 뜨겁고 몸 안은 차갑다. 그러므로 강한 양성의 기질을 가진 닭, 인삼, 찹쌀, 마늘 등으로 만든 삼계탕을 먹어 음의 기운이 가득한 인체의 음성을 중화시키는 것이다. 반대로 겨울철에는 몸 속의 따뜻한 양의 기운을 중화시키기 위해 강한 음성의 메밀국수와 시원한 동치미로 서로의 기질을 중화시킨다. 그러나 이것 역시 삼계탕은 음체질인 사람이, 메밀국수는 양체질인 사람이 먹을 때 그 효과를 극대화 할 수 있는 것이다.

음과 양의 성질은 서로 상대를 이루어 상호 작용을 할 뿐 기질이 뒤섞여 상쇄되지는 않는다. 아무리 음식물 자체에서 음양의 조화가 이루어져 중화된 상태에 있다고 해도 우리 몸 안에서는 여전히 우리 체질과 맞지 않는 재료의 기질이 그대로 남아 인체에 해를 끼친다. 그러므로 음성인 사람이 양의 기운을 얻기 위해서 먹어야 할 음식물에는 양의 기운을 극대화시킬 수 있는 양성의 재료들을 골라 써서 재료가 가진 고유의 기질을 더욱 활성화시켜야 한다.

영양과 열량의 균형을 스스로 조절한다

섭생을 위해서는 양체질은 음성식품을, 음체질은 양성식품으로 만든 음식을 골라 먹어야 한다. 이렇게 체질에 맞는 음식만 골라 먹게 되면 편식이 되지 않을까 걱정하는 사람들이 있다. 그러나 섭생의 원리에 따라 음식을 골라 먹는 것은 몸에 맞는 음식물 안에서 우리 몸에 필요한 영양소를 어느 한쪽으로 치우치지 않게 골고루 섭취하는 것이므로 일반적인 편식의 의미와는 다르다.

아무리 좋은 영양소를 가지고 있는 식품이라 할지라도 내 몸에 맞지 않을 경우에는 제대로 소화·흡수가 되지 않을 뿐만 아니라 오히려 체내에 노폐물 생성을 촉진하고 다른 영양소의 흡수를 방해한다. 따라서 영양소의 균형은 반드시 체질에 맞는 음식물 속에서 찾아야 한다.

그런데 체질에 맞는 음식으로 고르게 영양섭취를 한다고 해도 과연 얼마만큼의 양을 먹어야 할까? 인체가 소모할 수 있는 열량 이상으로 지나치게 많은 양을 섭취했을 때는 필연적으로 건강에 문제가 생긴다. 우리 몸이 미처 다 소비하지 못하고 남은 에너지는 피하조직에 누적되어 비만의 원인이 되고, 몸 속에 신진대사를 방해하는 찌꺼기를 남기기 때문이다. 따라서 나이와 활동영역, 생리기능에 따라 각기 필요한 열량을 적절하게 조절하는 것도 매우 중요하다.

그러나 영양과 열량의 균형은 섭생을 실천하면 달리 노력하지 않아도 저절로 얻을 수 있다. 체질과 음식이 균형을 이룬 섭생식을 계속하면 우리 몸의 자율기능이 알아서 영양과 열량이 균형을 이루도록 음식의 종류와 필요한 양을 찾아 먹게 된다. 섭생은 우리 몸이 필요로 하는 것을 정확하게 느낄 수 있는 능력을 되찾아 주기 때문이다. 그것이 바로 '몸맛'이다. 몸맛이 살아 있는 사람은 먹고 싶은 대로 먹어도 '기질과 영양, 열량'의 균형이 저절로 따라온다.

야생동물의 배설물에는 벌레가 꾀지 않는다

자연상태의 입맛이 곧 몸맛이다

'몸맛'이란 인간이 본래 가지고 있던 오염되지 않은 먹이 감각을 말한다. 다시 말해서 세포의 신진대사를 왕성하게 하는 체질에 맞는 음식물을 스스로 찾아 먹는 능력이다. 자연의 상태와 가깝게 조화를 이루며 사는 사람일수록 본능적으로 자기 몸에 맞는 먹을거리를 스스로 요구할 줄 아는 능력을 가지고 있다. 이런 사람들이 바로 '몸맛'이 살아 있는 이들이다.

지구상의 모든 생물들 가운데 인간만큼 다양한 먹을거리로 생명을 유지해 가는 동물은 없다. 인간은 무엇이든 먹고 소화해 낼 수 있는 뛰어난 잡식능력 덕분에 자연의 온갖 악조건 속에서도 살아남을 수 있었다. 먹이감각이 발달한 원주민들은 자기 몸에 필요한 영양분이 든 먹을거리를 정확히 찾아 먹을 수 있고, 식사량도 적절하게 조절할 수 있다. 그들은 환경조건에 따라 필요한 양보다 적게 먹을 수는 있지만 절대 더 먹는 일은 없다.

  몸에 꼭 필요한 음식을 필요한 만큼만 섭취하면 몸 안에서는 에너지의 완전연소가 이루어진다. 찌꺼기가 남지 않기 때문에 배변시 불쾌한 냄새가 나는 일도 없다. 지금도 야생동물의 배설물에는 벌레가 끓지 않는다. 벌레들이 먹을 수 있는 영양분이 남아 있지 않기 때문이다.

  그러나 사육되는 가축들의 경우 에너지 소비를 하지 않으면서도 사료에 의한 영양과잉과 기질불균형 물질로 인해 몸 안에서 미처 소비하지 못한 영양분이 그대로 배설물로 나온다. 그러므로 당연히 파리나 벌레들이 들끓게 된다.

  인간들 역시 생활이 풍요로워지면서 사육동물처럼 본래의 먹이감각을 잃고 말았다. 이제는 자기 몸이 무엇을 필요로 하는지, 무엇이 몸에 이롭고 해로운 것인지 스스로 구분해내지 못하게 되었다. 몸맛을 잃어버린 것이다.

잠깐!

입덧이 바로 살아있는 몸맛의 증거

임산부의 입덧은 우리 몸에 본래의 먹이 감각이 남아 있는 증거다. 임신을 하면 인체의 호르몬 구조가 바뀌면서 태아와 임산부에게 필요한 영양소가 많아진다. 이 때는 평소 생각지도 않았던 음식들이 먹고 싶어지거나 좋아하던 음식에 대해 갑자기 거부반응이 나타나기도 한다. 이것은 자기 몸에 필요한 것을 취하고 해로운 것을 피하려는 인체의 본능에 따른 것으로 자연스러운 생명 현상이다.

본능의 먹이감각을 회복하라

'몸맛' 과 '입맛' 은 어떻게 다를까?

입에 맞는 음식의 맛이란 단순히 혀라는 감각기관의 반응으로 이루어지는 것은 아니다. 온몸의 감각기관이 집중되어 종합적으로 형성되는 감각이다. 우리 몸 어딘가에서 필요로 하는 영양을, 혀를 통해 적절한 맛의 음식물을 찾게 하는 것이 제대로 된 입맛이다.

우리 몸은 생리활동을 촉진시키는 힘과 억제시키는 두 가지의 대립된 힘이 적절하게 조화를 이루며 생명 활동을 이어 나간다. 그런데 이 두 가지 힘이 가장 민감하게 작용하는 곳이 바로 혀다. 사람의 몸은 필요한 음식을 찾아 먹게끔 식욕중추를 통해 미각을 자극하기 때문이다. 필요하지 않은 음식에 대한 거부반응도 마찬가지 형태로 전달한다.

그러므로 본래 입에 맞는 음식이 몸에도 이로운 음식이다.

그렇다면 구미가 당기는 대로 음식을 골라 먹기만 하면 아무 탈이 없을까. 그렇다. 자연스럽고 건강한 상태에서는 입맛으로 몸에 필요한 음식을 찾을 수 있기 때문이다. 입맛에 당기는 음식을 먹으면 그것이 바로 몸이 요구하는 영양분이며 스스로 적당한 때에 그만 먹을 만큼 식사량도 조절할 수 있다. 이때의 입맛이 바로 몸맛이다.

몸맛은 자기 몸에 부족한 것은 받아들이고 넘치는 것은 넘보지 않도록 만든다. 그러므로 몸맛이 살아있는 사람은 건강을 걱정하지 않아도 된다.

그러나 대부분의 현대인은 잘못된 생활습관으로 몸맛과는 다른 입맛을 좇고 있기 때문에 병에 걸린다. 몸의 필요에 따라 음식을 찾아 먹는 본능적인 감각이 마비되었기 때문에 결국 몸이 무엇을 필요로 하는지 알지 못하고 해를 끼치는 음식에 대한 인체의 경고도 알아챌 수 없게 될 것이다.

급속히 서구화된 식생활, DHA나 비타민 C 같은 특정 성분이 농축된 기능성 식품의 오남용, 잘못된 영양 상식에 의한 그릇된 식생활, 과도한 식품 첨가물과 인공조미료 사용으로 재료의 본맛을 변화시킨 음식들이 몸맛을 망치고 있는 것이다. 스트레스로 인해 신체 기능에 이상이 생기는 것 또한 몸맛을 잃어버리게 하는 중요한 원인이다.

체질 따라 몸맛도 다르다

그런데 사람마다 입맛이 다르고 좋아하는 음식이 다른 이유는 무엇일까?

서로 다른 성질의 몸을 가졌기 때문에 각자의 세포가 요구하는 음식이 다른 것이다. 같은 어머니와 아버지에게서 낳은 형제들끼리도 입맛이 다른 것은 체질이 서로 다르기 때문이다.

흔히 한솥밥을 먹는 식구들끼리도 배탈이 나는 음식이 제각각이다. 한 가지 음식만으로 살을 빼는 다이어트 방법에도 사람마다 차이가 있고,

정력에 좋다는 음식도 사람마다 효과가 다르다. 심지어 피부미용이나 특정 질병에 좋다는 음식을 찾아 먹었다가 도리어 증세가 악화되어 화를 당하는 사람도 있다. 여러모로 건강에 좋다는 우리의 전통식품도 몸에 맞지 않아 고생하는 사람들이 있다. 이러한 사실들은 사람마다 몸에 맞는 먹을거리가 따로 있다는 사실을 증명하는 좋은 예이다.

세상 만물이 그러하듯 사람은 물론 사람이 먹는 동식물에도 음과 양의 분명한 차이가 존재한다. 사람의 몸은 음과 양의 기질적 차이에 따라 몸이 요구하는 몸맛도 달라진다.

몸맛은 자기 몸에 부족한 것을 채우는 쪽으로 반응하기 때문에 자기 몸이 지니고 있는 본래의 기질과는 정반대 성질을 가진 먹을거리를 요구한다. 음체질은 양성인 먹을거리를, 양체질은 음성인 먹을거리를 찾아 먹으려고 한다.

예를 들어 몸맛이 살아있는 음체질의 사람이 있다고 하자. 이 사람이 건강한 상태라면 음성식물인 고구마를 좋아하지 않는 게 정상이다. 고구마를 먹으면 신트림이 나거나 소화가 안 되는 등 거부반응이 나타나기 때문이다. 이런 경험을 반복하다 보면 자기 몸에 맞지 않는 고구마를 자연스럽게 멀리하게 된다. 몸맛이 자연스럽게 식성을 결정하기 때문이다.

만약 음체질인 사람이 고구마를 먹고도 아무 문제가 없다면 바로 자기 몸이 요구하는 소리를 알아듣지 못할 만큼 몸이 망가졌다는 신호다. 질병은 바로 이때 아주 쉽게 찾아드는 것이다.

몸맛이 살아나면 건강은 따라 온다

체질에 맞지 않는 식품이 병을 일으키는 주된 원인이지만 그것은 하루 아침에 일어나는 현상은 아니다. 음체질인 사람이 일주일 정도 콩을 먹었다고 해서 당장 장염에 걸리거나 양체질인 사람이 닭고기를 즐긴다고 해서 당장 중풍이나 암이 생기는 것은 아니다. 오랜 시간 동안 잘못된 식습관이 굳어지면서 우리 몸이 병에 걸리기 좋은 환경으로 변화하고 나면 그 뒤로는 아주 작은 계기로도 발병을 하는 것이다. 그래서 대부분의 사람들은 자기 체질에 맞지 않는 음식물에 대한 몸의 거부반응을 쉽게 알아차리지 못한다. 심지어 자신이 어떤 음식물을 먹었을 때 좋지 않은 반응이 나타나는지 전혀 알지 못하는 사람들도 많다.

하지만 지금부터라도 체질에 맞는 식생활을 실천하면 금방 회복할 수 있는 것이 몸맛이다. 일단 몸맛을 회복하면 체질에 맞지 않는 음식에 대한 거부반응이 강하게 나타난다.

섭생식단에서는 적어도 전체 식생활의 75~80%는 체질에 맞는 식품을 먹을 것을 권한다. 이렇게 하면 몸맛이 살아나 내 몸에 맞지 않는 음식에 대한 반응이 정교해진다.

몸맛이 살아나면 먼저 맹물의 맛을 느낄 수 있다. 물맛의 좋고 나쁨을 세심하게 느낄 수 있다. 또한 잡곡밥 속에 섞여 있는 각각의 곡류가 내는 제 맛을 따로따로 느낄 수 있다. 음식 속에 섞인 화학조미료, 인공감미료, 기름성분 등을 금방 알아내고 거부감을 느낀다.

그리고 배변과 소변이 상쾌해지고 몸의 모든 감각이 되살아난다. 또한 몸맛이 살아나면 어떤 장기가 좀 허약해지더라도 크게 걱정할 것이 없다. 심장과 소장에 탈이 있을 때는 쓴 음식이 먹고 싶어지고, 비장과 위장에 병이 있으면 쌀, 꿀, 고구마 같은 단 음식이 당기게 된다. 폐와 대장에 이상이 있으면 마늘, 양파 같은 매운 것 가운데 자신의 체질에 맞는 것을 골라 먹을 수 있게 되고, 신장과 방광이 약해졌을 때는 미역과 자반 같은 짠 음식이 생각난다. 간과 쓸개가 약해지면 매실이나 살구 같은 신 음식이 먹고 싶어진다.

  이처럼 몸맛이 살아나면 내 체질에 맞지 않는 식품에 대해서는 즉각 거부반응이 오고, 약해져 있는 내장기관이 있을 때는 병을 치료하기 위해 인체가 스스로 약이 되는 식품들을 찾아간다. 이것은 누구나 갖고 있는 능력이며, 모든 인간에게 주어진 자연의 선물이다. 섭생식단의 가장 큰 목적은 바로 이러한 능력을 되찾는 것이다.

나는 어떤 체질일까?

음체질일까, 양체질일까?

나의 생김새, 성격, 생활습관,

좋아하는 먹을거리를 통해 체질을 알아보자.

한눈에 알아보는 음과 양

몸 안은 음이고 몸 밖은 양이다
모난 것은 음이고 둥근 것은 양이다
아래는 음이고 위는 양이다
부드러운 것은 음이고 딱딱한 것은 양이다
차가운 것은 음이고 따뜻한 것은 양이다
축축한 것은 음이고 마른 것은 양이다
근육은 음이고 뼈는 양이다
배는 음이고 등은 양이다
구부러지고 움츠러드는 것은 음이고 곧게 뻗어 가는 것은 양이다
부드럽고 느린 것은 음이고 힘차고 빠른 것은 양이다
들숨은 음이고 날숨은 양이다
소극적이고 수동적이면 음이고 적극적이고 능동적이면 양이다.
피부색이 어둡고 검으면 음이고 밝고 희면 양이다

사람마다 생김새가 다르고 지문이 다른 것처럼 한 형제간에도 음과 양의 기질은 각양각색이다. 그러나 사람의 음양을 단칼에 무를 자르듯이 분명하게 구분하기는 힘들다. 음양의 기질이 같은 사람끼리도 그 기운이 강하고 약하고, 왕성하고 쇠잔한 차이가 있기 때문이다.

이 장에서는 크게 사람의 신체적, 생리적, 심리적 특성과 구체적인 음식물에 따른 거부반응을 기준으로 알아볼 수 있는 체질의 특성을 알기 쉽게 정리했다. 보다 구체적인 진단은 체질진단 설문조사와 식사일기 작성 등의 방법을 적극 활용해야 한다. 구체적인 질병 치료를 위해서는 전문가의 도움을 받아 체질진단을 위한 정밀 검사와 오링 테스트 등으로 정확한 체질 진단을 통한 처방을 권한다.

이 책에서 말하는 음체질은 태음인과 소음인을 양체질은 태양인과 소양인을 말한다.

양은 직선, 음은 곡선

■ 한눈으로 보는 음체질의 일반적인 특징

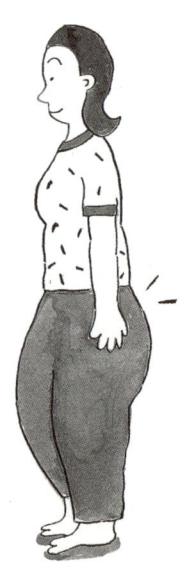

얼굴은 작다
어깨가 좁고 둥근 곡선이다
가슴의 두께가 두껍다
목은 가늘고 길다
허리가 굵고 골반부위가 크고 엉덩이가 발달했다
다리가 굵고 짧고 강하다
발목이 굵다
피부색은 검다

한눈으로 보는 양체질의 일반적인 특징

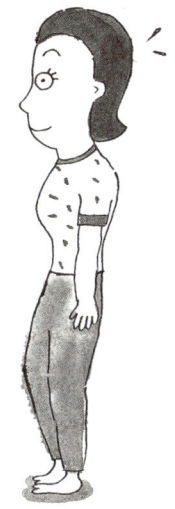

머리가 크다
어깨가 넓고 직선이다
가슴의 두께가 얇다
목이 굵고 짧다
허리가 가늘고 엉덩이가 빈약하다
다리가 가늘고 길고 허약하다
발목이 가늘다
피부색은 희다

대체로 인체의 전체적인 생김새가 직선형은 양체질이고, 곡선형은 음체질이다. 남녀의 차이를 보면 직선적인 형태의 남성이 양성이고, 굴곡 있는 몸매를 지닌 여성은 음성이다. 그래서 상대적으로도 남자는 양체질이 여자는 음체질이 많다.

또한 인체 구조는 허리 아래가 음이고 그 위쪽은 양의 성질을 띄기 때문에 음체질은 하체가 발달하고 양체질은 상체가 발달했다.

피부색의 차이에 의해서도 대개 더운 지방의 흑인들이 음체질이 많고 온대지방 백인의 경우 양체질이 많은 특징이 있다.

낮에 강한 음체질, 밤에 강한 양체질

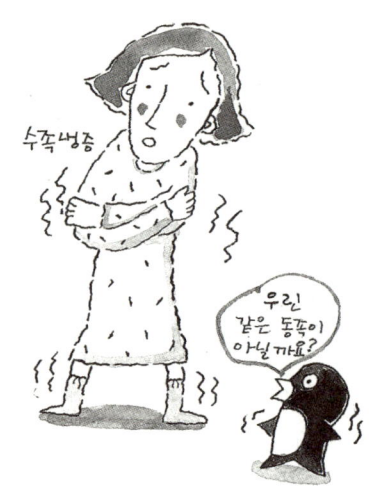

쉽게 아는 음체질의 생활 특징

몸이 차고 냉한 편이다
따뜻한 곳을 좋아하고 차가운 것에 대한 적응이 느리다
생리활동이 미약해 체온이 낮다
체내 수분량이 많아 물을 적게 마신다
따뜻한 물을 좋아하고 찬물 때문에 탈이 나는 경우가 많다

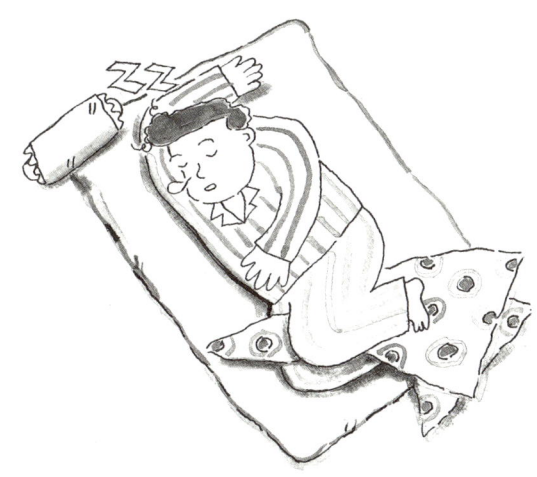

소변 횟수와 양이 적다

배변에 문제가 생기면 주로 설사를 한다

잠자리에서 옆으로 눕거나 엎드려 자는 경우가 많다

해가 뜬 뒤에야 부담 없이 활동할 수 있다

낮잠을 자면 피로가 풀리고 상쾌하다

가을보다는 봄을 좋아하고 겨울을 견디기 힘들다

양인에 비해 성욕이 강한 편이다

쉽게 아는 양체질의 생활 특징

몸이 따뜻하다

서늘한 곳을 좋아하고 차가운 것에 대한 적응이 빠르다

생리활동이 왕성해 체온이 높고 땀이 많다

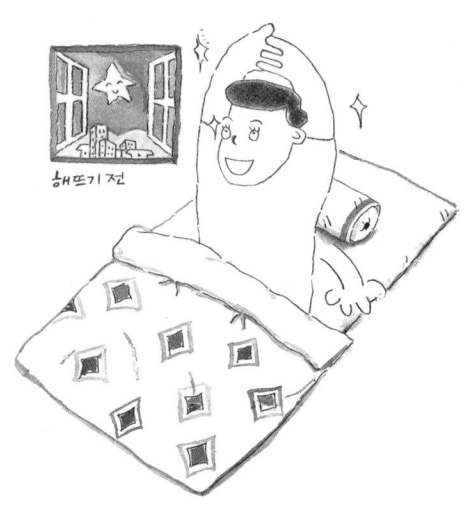

체내 수분량이 적어 물을 많이 마신다

찬물을 좋아하고 찬 음식에도 별 탈이 없다

소변 횟수와 양이 많다

변비로 고생하는 사람이 많다

잠자리에서 똑바로 누워 태양을 등지고 잔다

해 뜨기 전에 일어나도 몸에 무리가 없다

낮잠을 자면 머리가 무겁고 개운하지 않다

간지럼을 잘 타는 편이다

음체질에 비해 성욕이 덜한 편이다

서늘한 가을을 좋아하고

여름을 나기 힘들다

음체질과 양체질을 구분하는 생리적 특징은 반드시 건강할 때의 생활

상을 기준으로 한다. 병이 든 상태에서는 본래의 기질적인 특징이 왜곡돼 나타나기 때문이다.

자연계의 음양을 구분하는 가장 큰 기준은 태양과 물이다. 태양은 양이고 물은 음이다. 사람의 생리적 특징도 동식물과 마찬가지로 태양과 물에 대한 반응에 의해 결정된다. 그래서 태양을 피하고 물을 좋아하면 양체질이고, 태양을 좋아하고 물을 싫어하면 음체질이다.

같은 성향은 밀어내고 다른 것을 끌어당기는 자연의 음양 원리가 인체에도 똑같이 작용하고 있다. 이러한 차이 때문에 체질에 따라 체감온도, 수분의 섭취와 배출, 배변상태, 기상과 취침시간, 야간활동 적응능력 등에 두드러진 차이를 보인다.

그러므로 양체질은 태양을 피해 밤(12시 이전까지)이나 새벽시간(3시 이후)에 활동하는 것이 좋고, 음체질은 태양이 강한 시간대에 왕성하게 활동하고, 밤에는 푹 쉬는 것이 건강을 지키는 방법이다. 그래서 양체질에게는 새벽운동이 좋지만 음체질에게는 오히려 해가 된다. 휴식을 취할 때도 음체질은 물이 가깝고, 습도가 높은 해변이나 강가에서는 머리가 아프고 몸이 쉬 피로해지므로 산을 찾는 것이 좋다.

꼼꼼한 음체질, 활달한 양체질

몸의 건강에 따라 심리상태가 달라지듯이 마음은 몸의 상태에 결정적인 영향을 받는다. 특히 발산하는 힘과 축적하는 힘의 상반되는 양과 음의 성질은 체질에 따라 각기 다른 성격을 만드는 데 중요하게 작용한다. 따라서 성격, 대인관계, 자기표현이나 일 처리 방법, 잘 맞는 직업이나 말투 등으로 드러나는 개인의 특징을 통해 체질을 알 수 있다.

일반적으로 음체질은 흡수하고 축적하는 힘이 강하고, 소극적이면서 이성적이다. 자신에게 부족한 동적인 행동을 좋아한다. 반면 양체질은 발산하고 확산시키는 힘이 강하다. 성격은 적극적이지만 정적인 면이 강해 눈물도 많은 편이다.

■ 쉽게 느끼는 음체질의 심리적 특성

내성적인 성격으로 혼자 있기를 좋아한다

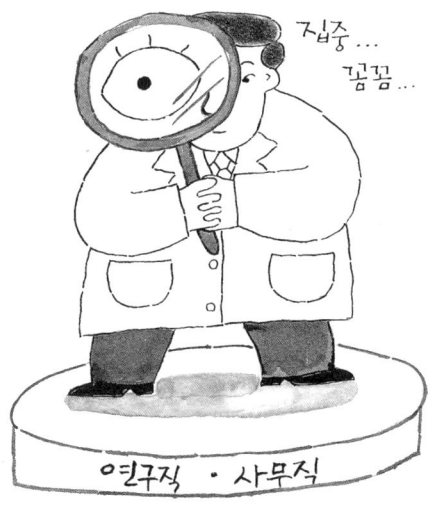

소심하고 신중함이 지나쳐 추진력이 떨어지기도 한다
집중력이 있고 일 처리가 꼼꼼하다
독립적으로 일하기를 좋아한다
새로운 일에 대한 경계심이 많다
자신에게 맞는 일에는 강한 집념을 보이는 경우가 많다
남에게 정을 잘 주지 않으며 자기중심적인 면이 강하다
자기가 한 일을 남이 손대는 것을 싫어한다
자신을 드러내기 싫어하는 편이다
걸으로 유연하지만 속으로는 강하다
대체로 침착하고 말과 행동에 조리가 있다
사무직이나 연구직이 적성에 맞다
여성의 경우 전통적인 현모양처형이 많다

반면 음체질이면서도 양적인 기질을 가지고 있는 사람도 있다. 이들은 내성적이면서도 외향적인 면을 함께 가지고 있는 경우다. 자신을 쉽게 드러내지 않지만 상대의 마음을 읽을 줄 알아 러더십과 추진력이 강하다. 이들은 어떤 일이든 잘 적응하고 일 처리가 합리적이다. 평소 말이 적지만 할 말은 확실히 한다. 대체로 느긋하지만 일이 생기면 서두른다. 사업가로 성공하는 사람이 많고 교육 관련 직업도 적성에 잘 맞는다. 개성이 강하고 창의성이 높은 사람은 예술가로도 두각을 나타낸다.

■ 쉽게 느끼는 양체질의 심리적 특성

남과 어울리기를 좋아하고 사교적이다
솔직하고 직선적인 성격이다
하고 싶은 말을 마음속에 담아두지 못한다
재치가 있고 판단력이 빠르다
이론적인 것을 싫어해 논리적이지 못하다
계획성이 부족하고 쉽게 체념하는 편이다
단조롭게 반복되는 일을 싫어한다
새로운 일을 잘 벌이지만 실수도 쉽게 하고 싫증도 빠르다
맺고 끊음이 분명치 않아 손해보는 경우가 많다
즉흥적인 말과 행동 때문에 후회할 때가 많다
특별한 일이 없어도 마음이 늘 바쁘다
쉽게 화를 내지만 쉽게 풀린다
정이 많고 봉사정신이 강하다

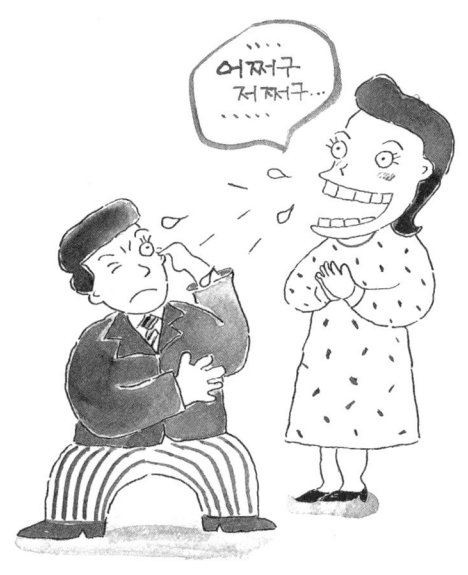

　양체질이면서도 음적인 기질을 가지고 있는 사람은 외향적이면서도 내성적인 면을 가지고 있다. 사교적이고 말솜씨가 좋아 주위에 따르는 사람이 많다. 언제나 급하고 바쁘게 행동하는 듯 하지만 실속이 있어 합리적으로 일을 처리한다. 성질이 급하고 영웅심이 강하다. 말이 많고 부산하지만 어떤 일이든 잘 적응하고 현실적인 편이다. 자존심이 강해 화가 나면 불같이 화를 내는 스타일이다. 대체로 정치가, 사회 사업가나 영업직이 적성에 맞는다.

체질에 맞는 생활환경 만들기

 양성인 인삼은 태양을 피해 서늘하고 그늘진 곳에서 잘 자라고 음성인 더덕은 따뜻하고 건조한 곳에서 태양을 따라 하늘로 줄기를 감아 올라가며 자란다. 이처럼 식물이 자기가 가진 기질과 반대되는 환경에서 잘 자라듯이 동물도 자기 체질에 맞는 생활환경이 따로 있다. 사람도 마찬가지다.
 음과 양의 기질은 단순히 자기 몸에 맞는 먹을거리를 찾는 것에서 끝나는 것이 아니라 생활환경 전반에 영향을 미친다. 잠자리, 주거환경, 활동시간, 운동, 직업 등 인간의 모든 영역에서 음양의 조화가 이루어질 때 행복한 생활을 영위할 수 있다.
 자연과 호흡하며 몸과 바깥환경이 음양의 조화를 이루기 위해서는 대자연의 기를 마음껏 받아들일 수 있는 생활환경이 마련되어야 한다. 그러나 아파트 중심의 주거환경은 태양과 물, 맑은 공기는 물론 땅의 기운도 제대로 받아들일 수가 없다. 그러므로 의식적으로 자연과 벗할 수 있는 기회를 자주 갖도록 노력해야 한다.

또한 나의 건강 뿐 아니라 이웃과 미래 세대의 건강을 위해 건강한 생활 환경을 보존하고 유해환경을 개선해 나가는 일에 적극 나서는 것이 나로부터 나 이외의 것에 관심과 애정을 기울이는 참된 섭생인의 자세다.

음체질에 맞는 생활환경

태양을 좋아하고 물을 싫어하는 몸의 요구에 맞추어
휴식을 취할 때도 농촌이나 산을 찾는 것이 좋다
야간 작업은 일의 능률을 떨어뜨리고 몸을 쉬 피로하게 만들므로
가능한 일찍 잠자리에 든다
해가 뜬 후에야 부담 없이 활동할 수 있기 때문에

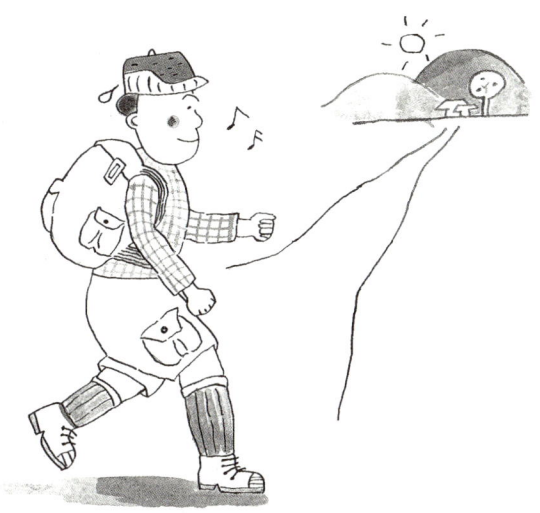

해 뜨는 시간에 맞춰 잠자리에서 일어난다
가벼운 낮잠으로 피로를 풀 수 있다
새벽운동을 피하고 양의 기운이 가장 왕성한 오후 3시경에 운동을 한다
신체의 균형 있는 발달을 위해 비교적 취약한 상체운동을 주로 한다
몸이 차고 냉한 편이므로 냉수를 피하고 따뜻한 차를 주로 마신다

양체질에 맞는 생활환경

태양을 피하고 물을 찾는 생리적 요구대로
휴식을 취할 때는 바닷가를 찾는 것이 좋다
음의 기운이 강한 새벽과 밤 시간을 잘 활용한다

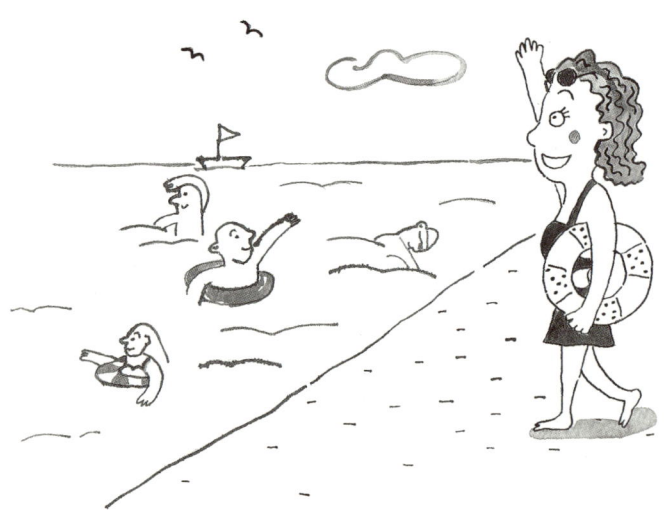

해가 뜨기 전에 일어나 새벽 운동을 하는 것이 좋다
늦잠이나 낮잠은 오히려 몸을 무겁게 하고 생체리듬을 깨뜨리므로 피한다
하체운동에 주력해 신체의 균형을 꾀한다
아침에 일어나 차가운 생수 한 잔을 마시는 것이 좋다

사랑하는 사람들과 조화를 이루기 위해

 섭생의 조화는 단지 인체와 음식의 관계만을 이야기하는 것은 아니다. 체질이 서로 다른 사람들끼리 한데 어우러져 살고 있는 사회에서 인간관계의 조화를 이루는 데도 섭생의 원리는 중요하다.
 섭생은 분명한 방향성을 갖고 있는 생활 철학이다. 섭생인은 자신에게 부족한 것을 찾는 것, 즉 음이 양을 찾고 양이 음을 추구하여 몸 안에서 중화를 이루려고 노력한다. 사람 사이의 관계도 이렇게 내가 아닌 남을 중심으로, 나에게 부족한 것을 다른 사람으로부터 배우고 채우려는 마음가짐 또 그렇게 움직이려는 방향이 바로 설 때 건강한 인간관계가 형성된다.
 체질을 알아야 되는 이유도 바로 여기에 있다. 바로 내 자신의 몸과 마음에 모자라는 부분을 깨닫고 부족함을 채우기 위함이다. 성격이 급한 양체질 사람은 느긋한 성격의 음체질 사람을 만나 일을 신중하게 처리할 수 있다. 또 배움의 많고 적음, 돈이 많고 적음의 차이를 좁히기 위해 각자 자기가 가진 많은 것을 나누고 부족한 것을 타인으로부터 채울 때 세상도 중용의 상태에 이를 수 있다. 중용은 안전하고, 적절하며, 조화롭고, 선하고, 행복하며, 세포의 신진대사가 왕성한 상태를 말한다.

특히 사랑하는 사람들끼리 서로 조화를 이루고 중화를 이루는 것은 매우 중요한 일이다.

상대적인 개념으로 보면 남자는 양이고 여자는 음에 해당한다. 그러나 실제로는 남성 가운데도 양체질이 있고 음체질이 있으며, 여성 또한 마찬가지이다. 따라서 남녀가 만나서 기질적으로 조화를 이룰 수 있는 상대도 있고 충돌을 일으킬 수 있는 상대도 있다. 이것이 흔히 말하는 남녀간의 궁합이라고 할 수 있다.

남녀간의 성적 화합을 놓고 볼 때도 가장 이상적인 것은 서로 다른 체질끼리 만나 부족한 것은 보태 주고 넘치는 것은 덜어 주면서 서로 중화를 이루는 것이다. 만약 양체질인 남녀끼리 만났다면 두 개의 태양이 서로 만난 것처럼 좋을 때는 한없이 뜨겁지만 한번 충돌하면 너무 뜨거워 양쪽 모두 타버린다. 음체질끼리 만나면 물과 물의 관계처럼 한없이 깊고 고요하지만 그런 관계가 계속 지속되면 사는 맛을 잃게 된다. 음식과 인체 사이의 궁합처럼 남녀간에도 음과 양의 서로 다른 체질이 궁합을 이루기 때문이다.

그러나 서로 다른 체질끼리 만난다는 것은 현실적으로 쉬운 일이 아니다. 우리나라 사람들은 대개 음체질이 많다. 그래서 남녀가 서로 반대되는 체질끼리 짝을 찾는 일이 그리 간단치 않다. 또 사랑하는 사람끼리 서로에게 상극인 같은 체질이라고 해서 헤어질 수도 없는 일 아닌가?

인간관계는 체질의 상호 작용만으로 형성되는 것이 아니다. 음식을 골라 먹듯 체질대로 사람을 고를 수는 없는 일이다.

그렇다면 굳이 남녀간에 서로의 체질을 알아야 하는 이유는 무엇인가?

서로의 체질을 알고 있으면 관계를 맺는 데 도움이 되기 때문이다. 서로 체질이 다른 경우에는 상대와 나는 서로 다른 체질이기 때문에 다른 행동과 생각을 할 수 있다는 마음가짐으로 매사에 서로 조화를 이루려는 노력을 하게 될 것이다. 또 같은 체질이라면 같은 체질이어서 일어날 수 있는 문제를 미연에 막으려고 노력할 수 있다. 그렇게 서로를 이해하고 행동하는 것과 그렇지 않은 것 사이에는 많은 차이가 있다.

 서로 이해할 수 있는 사이라면 살아가면서 일어날 수 있는 크고 작은 문제들이나 남녀간의 화합에도 아무런 문제가 없다. 그러므로 사랑하는 사이에도 서로의 체질을 아는 것은 매우 중요한 일이다.

 그런데 현대인들은 이런 이치를 알지 못하고 남녀간의 화합의 문제를 스테미너의 향상이라는 물리적인 면에 치우쳐 해결하려고 한다. 복잡한 사회구조와 격심한 경쟁 속에서 살아남기 위해 몸부림치는 사이에 현대인들은 강한 힘에 대한 그리움을 가지고 있고, 이것이 남녀간의 문제에 있어서도 정력의 노예가 되는 부정적인 현상으로 나타나고 있다. 인삼, 녹용, 뱀이나 개구리, 지렁이 등 정력에 좋다면 무엇이든 먹으려 들기 전에 상대의 체질을 이해하고 나를 돌아보려는 자세가 선행되어야 행복한 관계를 이끌 수 있다.

내 체질을 찾아라

쉽게 찾는 체질진단 설문지

평소 건강할 때를 기준으로 체크하여 정확하게 음(홀수번호) · 양(짝수번호)의 점수를 내서 점수가 많은 쪽을 예상체질로 본다. 그 후 체질에 맞는 식사를 2주 정도 실시한 후에 대 · 소변에 이상이 없을 때 예상체질을 자신의 정확한 체질로 결론 내린다.

1 심리 및 행동 특성

신앙, 가족구성, 직업 등에 따라 심리적 성향과 행동양식은 다소 바뀔 수 있다. 제 3자의 입장에서 객관적으로 자신의 모습을 생각해 보고 그렇다 (3점), 보통이다 (1점), 아니다 (0점) 로 표시하여 점수를 계산한다.

1. 내성적인 면이 강하다.(   )
2. 혼자 있기가 힘들며 일의 효율도 여럿이 있을 때 더 오른다.(   )
3. 평소 사소한 일에도 예민한 편이다.(   )
4. 할 말을 가슴속에 담아두지 못하는 편이다.(   )
5. 매사에 치밀하고 꼼꼼한 편이다.(   )
6. 언어표현이 논리적이고 차분하지 못하다.(   )
7. 한번 싫어진 관계는 회복하기 어렵다.(   )
8. 끊고 맺음이 확실하지 못한 편이다.(   )
9. 이해득실을 중요시하며 욕심이 많다.(   )
10. 평소 걸음이 빠르고 무게가 없다.(   )
11. 감성적이기보다는 이성적이며 차분한 편이다.(   )
12. 화가 나면 이성적이지 못한 편이다.(   )
13. 대체로 이성적이어서 실속이 없으면 움직이지 않는다.(   )
14. 일의 상황에 관계없이 대체로 마음이 조급한 편이다.(   )
15. 가까운 관계에서도 말과 행동에 있어서 조심성이 있다.(   )
16. 일을 벌여 놓고 마무리는 잘 하지 못하는 편이다.(   )
17. 대체로 모든 일에 이성적으로 표현하는 편이다.(   )
18. 목소리가 맑고 카랑카랑하여 말이 단정적이다.(   )
19. 사람을 사귈 때 이것저것 따져서 사귀는 편이다.(   )

20. 아는 사람이 많지만 막상 깊게 사귀는 사람은 적은 편이다.( )

점수 / 분류	음 (홀수번호)	양 (짝수번호)
소 계		

2 생리적 특성

특별한 질병이나 감기, 몸살 등이 없는 건강한 상태에서 주관적인 기준으로 해당문항에 그렇다(2점), 모르겠다(1점), 아니다(0점)로 표시하여 점수를 계산한다.

1. 평소 대변 상태가 묽은 편이다.( )

2. 평소 수분 섭취량이 많은 편이다.( )

3. 옆으로 또는 엎드려 자는 편이다.( )

4. 평소 손발이 따뜻한 편이다.( )

5. 위장이 약하여 과식을 하지 않고 천천히 식사를 해도 소화장애가 자주 온다.( )

6. 12시가 넘어서 늦게 잘 경우 다음날 상당히 피로하다.( )

7. 늦게 잠들거나 아침에 잘 못 일어난다.( )

8. 간지럼을 잘 타는 편이다.( )

점수 / 분류	음 (홀수번호)	양 (짝수번호)
소 계		

3 형태적 특성

성장기에 6개월 이상 지속적으로 운동을 하면 체형에 변화가 올 수 있다. 수영, 태권도, 유도, 축구, 배구, 농구, 육상, 레슬링, 역도, 육체미, 씨름, 복싱 등을 오래 한 사람은 체형이 변하기 전 상태를 기억하여 그렇다 (2점), 보통이다 (1점), 아니다 (0점)로 표시한다.

1. 하체가 상체에 비하여 발달한 편이다.(   )
2. 종아리와 발목이 가는 편이다.(   )
3. 어깨가 처지고 좁은 편으로 가슴의 두께가 두껍다.(   )
4. 키에 비하여 대체로 마른 편이다.(   )
5. 엉덩이가 큰 편이다.(   )
6. 눈빛이 수정처럼 맑고 강렬하다.(   )
7. 눈이 작은 편이다.(   )
8. 입술이 얇은 편이다.(   )
9. 피부색이 검은 편이다.(   )
10. 체구에 비해 목이 짧고 굵은 편이다.(   )

점수 \ 분류	음 (홀수번호)	양 (짝수번호)
소 계		

4 음식물에 대한 반응

과거의 기억을 되살려 해당문항에 그렇다 (2점), 보통이다 (1점), 아니다 (0점)로 표시하여 점수를 계산한다.

1. 따뜻한 음식을 좋아하고 찬 음식을 먹으면 소화기가 불편하다.(   )
2. 옥수수나 감자를 먹으면 속이 불편하다.(   )
3. 고구마나 밀가루 음식 (라면, 짜장면, 칼국수, 빵류 등) 을 먹으면
   속이 거북하거나 신트림이 난다.(   )
4. 동동주나 소주가 맥주, 포도주, 양주보다 비교적 숙취가 심하다.(   )
5. 돼지고기나 고등어를 먹으면 생목이 오르거나
   소화가 잘 되지 않는 편이다.(   )
6. 우유를 먹고 소화장애를 일으킨 경우가 가끔 있다.(   )
7. 참외나 배를 먹으면 설사를 하거나 소화가 안되며,
   감을 먹으면 변비가 생길 때도 있다.(   )
8. 찹쌀 또는 현미밥을 먹으면 속이 거북하고 소화가 잘 안 된다.(   )

점수 \ 분류	음 (홀수번호)	양 (짝수번호)
소 계		

- 이 설문은 큰 질환이 없는 건강한 사람을 기준으로 한 것이며, 다른 질환이 있거나 비만도가 아주 높은 경우는 전문가의 도움과 함께 세분화된 방법으로 체질을 판별해야 한다.

점수 \ 분류	음 (홀수번호)	양 (짝수번호)
총 계		

먹을거리에도 체질이 있다

우리가 일상적으로 먹는 음식들은

과연 음성일까, 양성일까?

내가 좋아하는 음식들이 나와 궁합이 맞는지

그 궁금증을 풀어 보자.

식물에도 음양이 있다

우리가 먹는 먹을거리는 식탁에 오르기 전 자연상태에서는 하나의 온전한 생명체였다. 나름대로 자기 체질에 따른 특별한 생장리듬을 가진 독립된 개체였다. 따라서 동물이든 식물이든 고유한 음양의 기질적인 특성을 가지고 있기 마련이다.

동식물은 사람과 달리 자연환경에 의해 생명활동이 절대적인 지배를 받기 때문에 음양의 구분이 분명하다. 사람과 마찬가지로 동식물도 태양과 물의 반응에 따라 기질을 결정한다. 햇빛이 강하고 물이 적은 곳에서 살기 좋아하는 동물, 건조한 토양에서 잘 자라는 식물은 음성이고 반대로 그늘지고 습한 곳을 좋아하는 생명체는 양성이다.

쌀과 보리는 식물의 음과 양의 특징을 대표하는 좋은 예이다. 벼는 자체의 성질이 뜨거운 양성이기 때문에 물이 많은 습지를 좋아하며 논에서 잘 자란다. 반면 보리는 본래 차가운 음의 성질을 지녔기 때문에 건조한 밭에서 잘 자란다.

식물은 이처럼 물과 태양에 대한 반응에 따라 잎과 줄기의 형태가 다르고 열매의 두께와 색깔, 맛, 수분함량 등이 달라진다. 음성 식물은 태양을 많이 받기 위해 잎이 넓고, 같은 잎도 따뜻한 지역으로 갈수록 두께가 두껍고, 줄기는 태양을 향해 위로 뻗어 오르는 넝쿨이 많다.

따라서 식물의 잎과 줄기의 형태, 가뭄에 견디는 힘, 자체 수분 함유량, 맛, 열매의 두께와 색깔 등의 특징을 기준으로 음양을 구분할 수 있다.

■ 쉽게 알아보는 음성 식물과 양성 식물의 차이

볕이 좋고 따뜻한 곳을 좋아하면 음이고,
그늘지고 서늘한 곳을 좋아하면 양이다
잎이 넓으면 음이고 좁고 가늘면 양이다
같은 잎도 따뜻한 지역에서는 두께가 두꺼우면 음이고 얇으면 양이다
건조한 곳에서 잘 자라는 것은 음이고 습지에서 잘 자라는 것은 양이다
수분을 많이 가진 식물은 음이고 수분이 적은 것은 양이다
가뭄에 강한 것은 음이고 약한 것은 양이다
단맛·쓴맛이 강하면 대체로 음, 짠맛·매운맛이 강하면 대체로 양이다
열매의 빛깔이 짙은 것은 음이고 엷은 것은 양이다
열매의 껍질이 얇은 것은 음이고 두꺼운 것은 양이다
하늘로 올라가는 넝쿨줄기는 음이고 땅으로 뻗는 줄기는 양이다

그러나 위에서 열거한 외형적인 특징 하나만을 보고 식물의 체질을 속단해서는 안 된다. 예를 들어 연근은 잎이 둥글고 크다. 그것만으로는 분

명 음성 식물로 보아야 한다. 그러나 연근은 기질적으로 뜨겁기 때문에 물 속에서 살고 있는 식물이다. 따라서 양성 식물이다.

그러므로 식물의 체질을 제대로 분류하기 위해서는 하나 하나의 생장 조건과 형태를 총체적인 눈으로 관찰해야 한다. 일반 한의원에서의 체질 분류는 이제마 선생이 인체의 맥을 통해 장부의 허실에 따라 경험적으로 분류한 사상의학에 그 뿌리를 두고 있다. 그러나 한국섭생연구원에서의 체질분류는 동식물의 재배·사육 조건이나 생태 추적을 통한 상대적인 비교로서, 그 기질을 음양으로 나누고, 서로 짝을 이루고자 하는 자연계의 조화원칙을 기초로 하여 사람의 기질과 접목시켰다는 점에서 큰 차이가 있다. 이것은 오랜 시간 동식물의 생장, 변화를 일일이 관찰함으로써 얻어낸 지난한 연구의 결과이다.

동물에도 음양이 있다

　동물은 식물처럼 한 곳에 뿌리를 내리고 사는 생명체가 아니고 다양한 먹이를 통해 생명을 유지하기 때문에 체질에 영향을 미치는 변수가 많다. 그래서 식물처럼 음양의 구분이 명확하지는 않다.
　하지만 동물의 경우도 태양과 물에 대한 반응으로 크게 음과 양을 구분할 수 있다. 다만 식물에 비해 동물의 특성에 따른 다양한 측면의 관찰이 필요하다.
　태양을 피해 밤에 주로 활동하는 야행성 동물은 양에 가깝고, 주행성 동물은 음에 가깝다. 음성 동물은 행동이 느리고 성질이 온순한 반면 양성 동물은 행동이 빠르고 성질이 급하다. 또 음성 동물은 태양열을 많이 흡수하려는 경향이 있기 때문에 따뜻한 지역에서는 피부나 털의 색이 짙은 반면 지방층은 얇다. 양성 동물은 반대의 특징을 갖는다.
　전체적으로는 식물과 비교하면 동물은 양의 기질을 가지고 있다.
　육지 동물은 대부분 양의 기질을 가졌고, 돼지·개 등이 예외로 음의 기질을 띤다. 대부분의 날짐승도 양성에 속한다. 이에 반해 수중 동물은 대개 음성이다. 그러나 바닷고기냐 민물고기냐에 따라 물고기의 음양이 갈린다. 염분이 함유된 바닷물은 양의 환경이기 때문에 바닷고기는 대부분 음성을 띠고, 반대로 민물고기는 대부분 양성을 띤다. 수면 가까운 곳에 사는 잉어, 향어, 송어, 미꾸라지, 쏘가리, 산천어, 빙어 등이 양성으로 분류되는 민물고기이다.

그밖에도 물고기는 식물의 잎 모양처럼 태양의 영향력에 따라 형태적 특징이 달라진다. 유선형태가 부드러우냐 날카로우냐, 지방 함량이 많으냐 적으냐, 수심이 깊은 곳에 사느냐 얕은 곳에서 사느냐, 난류냐 한류냐, 해초·암반이 있는 곳이냐 없는 곳이냐에 따라 음양의 기질이 강하고 약해지는 특징을 갖는다.

거부반응을 일으키는 먹을거리

　사람마다 먹고 나면 소화가 잘 안되거나 평소와 달리 변 상태가 이상하고 피부에 과민반응이 나타나는 먹을거리가 있다. 이는 인체가 스스로의 몸을 보호하기 위해 자동조절기능을 가동해 소화와 흡수 자체를 거부했기 때문에 나타나는 현상이다.
　이런 거부반응은 체질에 맞지 않는 식품을 먹었을 때 뚜렷하게 나타난다. 따라서 먹을거리에 대한 거부반응을 통해 자신의 체질을 짐작할 수 있다.
　먹을거리에 대한 거부반응은 건강한 상태에서 보다 강하고 정확하게 나타나므로 자신의 건강상태를 모른 채 무조건 음식에 대한 거부반응만으로 체질을 진단하는 것은 위험하다. 건강을 잃으면 인체가 자기 몸을 스스로 보호하기 위해 가동되는 거부반응 또한 약해지기 때문이다.
　거부반응이 약해진 사람은 당장은 체질에 맞지 않는 음식을 먹더라도 아무 탈을 일으키지 않을 수 있다. 그러나 이것은 체내에 아무런 거부감 없이 서서히 독소를 축적한다는 점에서 위험천만한 일이다.

음체질에게 거부반응을 일으키는 먹을거리

보리밥　　　뱃속이 부글부글 끓거나 소화장애를 일으킨다

밀가루음식　속이 쓰리고 소화장애를 일으킨다

팥죽　　　　속이 거북하고 신트림이 난다

된장국, 토란국 소화장애

등푸른 생선류 염증, 피부질환, 신트림 및 소화장애

패류, 연체류 (마른 오징어) 두통

돼지고기　　소화장애, 배변시 불쾌감, 피부염증

포도　　　　속 쓰림

감, 귤　　　 대변상태 이상, 부종, 혈액순환 장애

참외　　　　소화장애, 설사

커피　　　　소화장애, 심장박동이 빨라진다

막걸리, 맥주 대변 이상, 다른 술보다 숙취나 피로가 심하다

양체질에게 거부반응을 일으키는 먹을거리

찹쌀, 감자　　소화장애

미나리　　　　혈압상승

쇠고기　　　　소화장애, 고혈압, 두통, 염증, 피부질환, 전신피로 증세

닭, 오리 (알 포함) 중풍, 뇌졸중, 대장염, 고혈압, 암, 치질, 피부가려움증

수박　　　　　속쓰림, 신장장애

녹용, 녹각, 노루, 사슴 혈압상승, 신경계통 장애

소주, 인삼주 숙취, 간질환
유제품 장기간 과다 섭취시 감기, 기관지염, 천식, 폐결핵 등
호흡기질환 발생

내 몸에 꼭 맞는 먹을거리

■ 양체질이 먹으면 좋은 음성 식품

곡류	보리(납작보리), 밀과 밀가루 음식, 콩류(검정콩, 완두콩, 노란콩, 강낭콩 등), 메밀
잎채소	배추, 양배추, 상추, 시금치, 근대, 아욱, 깻잎, 양상추, 신선초, 케일
열매채소	가지, 호박, 오이
뿌리채소	고구마, 우엉, 더덕, 토란
나물류	씀바귀, 질경이, 고들빼기, 머위대, 콩나물, 숙주나물
해산물	미역, 다시마
가공식품	곤약, 메밀묵, 청포묵, 두부, 두유, 청국장, 된장, 간장 등 콩제품
과일	바나나, 감, 단감, 대추, 배, 귤, 금귤, 기타 감귤류, 부사 사과, 포도, 키위, 딸기, 산딸기, 자두, 참외, 앵두, 메론, 자몽, 참다래, 모과
육류	돼지고기, 돼지간, 돼지췌장, 개고기
어패류	조기, 참치, 정어리, 명태, 청어, 넙치, 삼치, 꽁치, 가자미, 아귀,

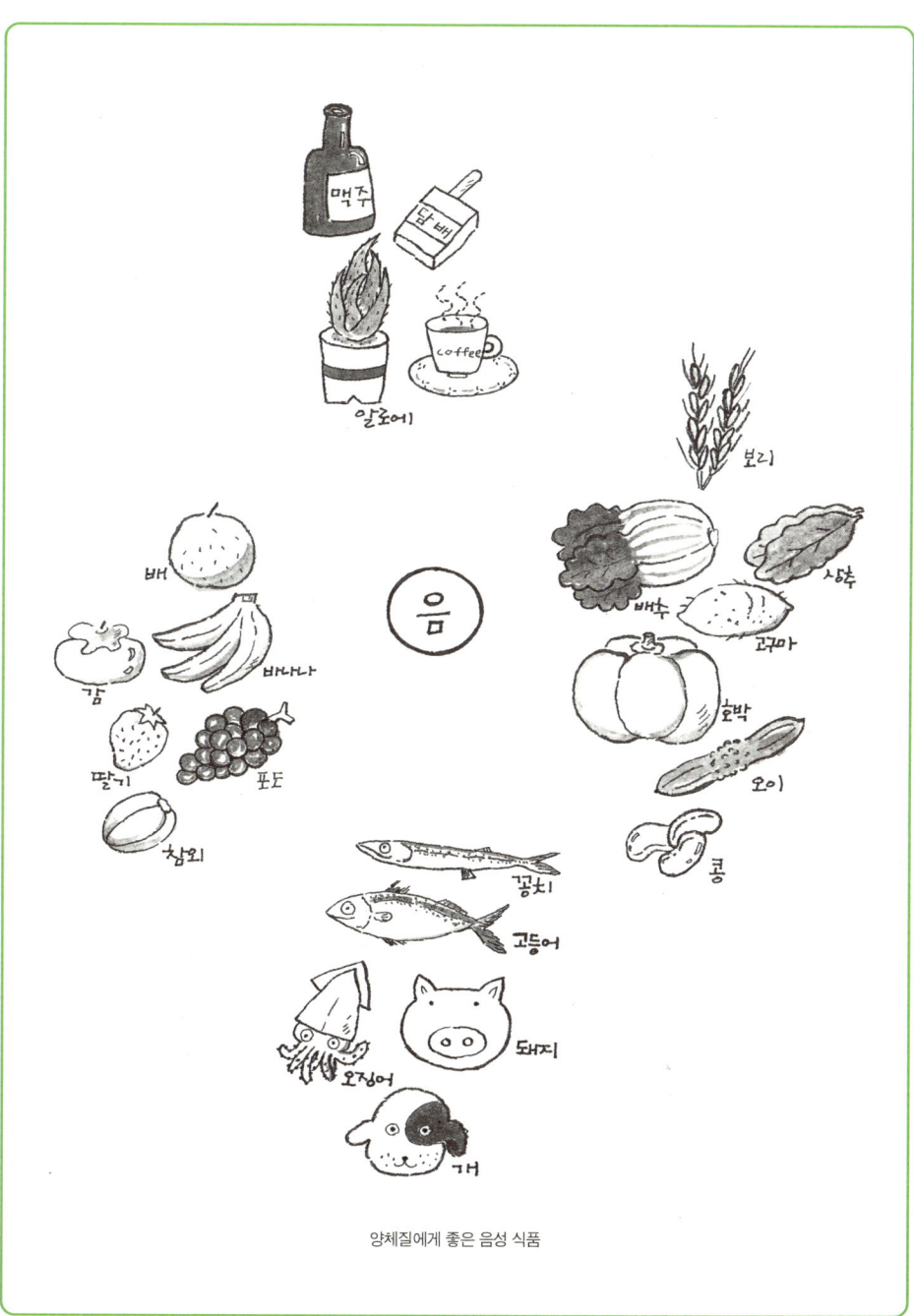

양체질에게 좋은 음성 식품

	뱅어, 홍어, 모시조개, 대합, 바지락, 굴, 오징어, 낙지, 해파리, 멸치, 게, 새우, 해삼, 멍게, 전복, 성게, 젓갈류(창란젓, 알젓 등), 북어포
조미료	콩기름, 들기름, 유채기름, 들깨,
술	포도주, 맥주, 양주(포도증류주)
음료	결명자차, 보리차, 칡차, 더덕차, 들깨차, 녹차, 뽕잎차, 감잎차, 대추차, 질경이 달인 물, 커피, 홍차,
기타	알로에, 갈근, 박하, 백합뿌리, 어성초, 엿기름, 소맥배아, 맥주효모, 해바라기씨, 호박씨, 땅콩, 레시틴, 보리싹, 아카시아꿀

■ 음체질이 먹으면 좋은 양성 식품

곡류	율무, 찹쌀, 멥쌀, 현미찹쌀, 현미, 수수, 조, 옥수수, 흑미
잎채소	부추, 파, 미나리, 무잎, 무순, 쑥갓, 갓, 고추잎, 쑥, 샐러리, 컴프리, 파슬리, 비트, 브로콜리, 콜리플라워, 아스파라거스, 치커리, 알파파, 크레송
열매채소	고추, 토마토, 피망,
뿌리채소	무, 순무, 열무, 감자, 당근, 연근, 양파, 마
나물류	돌나물, 쑥, 민들레, 달래, 냉이, 취나물, 고사리, 도라지, 고비, 비름, 고수, 무릇, 산나물류, 죽순, 두릅, 표고버섯, 목이버섯, 송이버섯, 느타리버섯, 팽이버섯 등 모든 버섯류
과일	파인애플, 복숭아, 수박, 국광사과, 홍옥사과, 재래종 사과, 매실, 레몬, 밤, 잣, 호도, 은행, 유자, 탱자, 살구, 석류, 무화과, 아몬드,

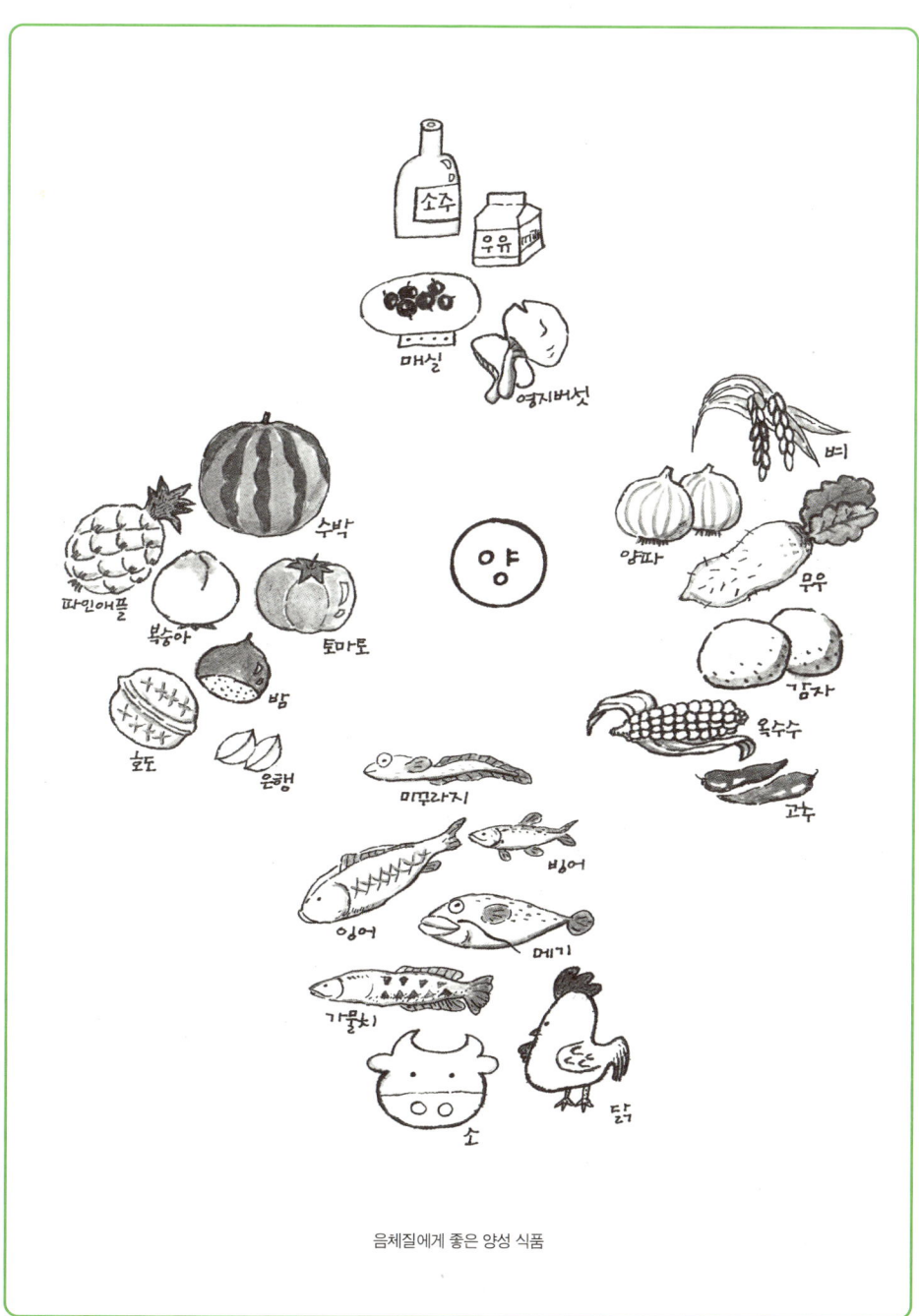

음체질에게 좋은 양성 식품

	마른 살구, 체리
해산물	김, 파래, 톳, 우뭇가사리
육류	쇠고기, 사골, 우골분, 쇠간, 소지라, 우유와 유제품, 닭고기, 메추리고기, 칠면조, 오리고기, 오리피, 양고기, 염소고기, 토끼고기, 꿩고기, 사슴고기, 노루고기
육류 부산물	알류(달걀, 오리알, 메추리알), 유제품(치즈, 요쿠르트 등)
어패류	미꾸라지, 민물고기류(잉어, 빙어, 향어, 송어, 연어, 민물뱀장어, 가물치, 메기), 민물조개류(재첩 등)
조미료	참기름, 옥수수기름, 마늘, 후추, 생강, 검은 참깨, 노란 참깨, 현미식초, 표고버섯가루, 고추장, 천일염, 죽염, 겨자, 흑설탕, 토마토케첩, 마요네즈(옥수수기름으로 만든 것), 카레
음료	쑥차, 국화차, 유자차, 율무차, 두충차, 옥수수차, 생강차, 레몬차, 옥수수염 달인 물, 양파 껍질 달인 물, 두릅 껍질 달인 물
술	정종, 동동주
기타	인삼, 녹용, 당귀, 황기, 엉겅퀴, 익모초, 삼백초, 사철쑥, 산사자, 구기자, 오미자, 솔잎, 뱀, 반비(살모사), 지네, 두더지, 토룡, 웅담, 누에가루, 식용달팽이, 초란, 홍화씨, 복숭아씨, 살구씨, 아주까리기름, 밤꿀, 잡꿀, 로얄제리, 스피루리나, 화분, 알부민, 클로렐라, 쌀과자, 팝콘

4 어떻게 먹을까?

나의 체질을 알고,

먹을거리의 음양을 알았다면

누구나 건강해질 수 있고,

내 몸의 주치의가 될 수 있다.

이제 내 체질에 맞는 식단과 조리법을 알아보자.

깨끗한 자연음식, 바르게 조리하기

지금까지 내 몸의 체질을 알고 먹을거리의 기질을 알아보았다. 이제 인체에 맞는 먹을거리를 찾아 제대로 먹는 일만 남았다. 음체질인 사람은 양성식품을, 양체질인 사람은 음성식품을 먹음으로써 우리 몸은 음과 양이 조화를 이루는 건강체가 된다.

그러나 아무리 몸에 맞는 먹을거리라 하더라도 식품의 질에는 분명 좋고 나쁜 차이가 있다. 따라서 우선은 체질에 맞는 먹을거리를 찾고 그 중에서도 양질의 좋은 먹을거리를 바르게 섭취해야 한다. 가장 이상적인 식품이란 자연과 가장 많이 접한 식품이다. 인위적으로 비닐 하우스를 지어 온도나 바람을 조절하거나 유전자조작을 통해 품종을 개량한 식품, 화학비료를 써서 생산된 식품들은 겉보기에 좋고 저장성이 더 좋을 수는 있다. 하지만 우리 몸 속에 들어왔을 때 인체의 신진대사 기능이나 호르몬체계에 여러 가지 나쁜 영향을 미치게 된다. 자양분이 풍부한 토지에서 자연의 태양을 그대로 받고, 자연의 바람을 맞으며 자란 식품이 맛도 더 좋을 뿐만 아니라 영양분도 제대로 축적되어 있으며, 아무런 거부감

없이 우리 몸의 일부가 될 수 있다. 환경이 몸살을 앓고 있는 시대에 살고 있는 우리들은 이제 좋은 식품에 대한 평가 기준을 단순히 크기나 맛, 외형이 아닌 제대로 자란 토종이냐, 아니냐로 바꿔야 할 때이다.

가열은 적게 조리시간은 짧게

체질별 섭생식단을 실천하는 데 수준 높은 요리 실력이 필요하지는 않다. 섭생은 자연식, 전체식, 생식을 존중하는 만큼 사람의 손길이 많이 가거나 오랫동안 가열, 조리하는 것이 오히려 식품 고유의 생명력을 파괴하기 때문이다.

기름과 물은 적게 써 조리한다

기름은 식품을 산성화시키고 지나치게 칼로리를 높이므로 좋지 않다. 가능한 한 꼭 필요한 경우에만 식물성 기름을 쓰고 튀김이나 부침 요리는 피하는 것이 좋다. 물을 써서 조리할 경우도 삶는 것보다 살짝 데치거나 찌는 게 영양소 파괴가 적다. 가볍게 찌거나 굽는 방법이 좋다.

재료와 부재료의 기질을 같게

여러 가지 재료를 혼합시킨 찌개류는 재료의 기질적 특성을 약화시켜 체질에 따라 몸을 이롭게 하는 효과를 기대하기 어렵다. 따라서 주재료가 양성이면 부재료와 조미료도 양성식품을 선택해 기질의 특성을 강화시키는 쪽으로 요리하는 게 좋다.

예를 들면 음성인 돼지고기나 생선에는 배추나 상추쌈과 양념된장이 좋고, 양성인 닭백숙에는 마늘과 고추에 양념고추장이 기질적으로 훌륭한 상차림이다.

조미료는 식품을 통째로 사용한다

화학조미료나 식품첨가제를 피하고 천연조미료로 음식맛을 낸다. 이때 조미료도 하나의 온전한 식품이므로 생강은 껍질째 사용하고 고춧가루도 씨까지 빻아서 전체를 다 먹도록 한다.

신선한 재료로 조리해서 바로 먹는다

시들거나 조리한 지 오래 된 식품은 그만큼 영양과 생명력이 떨어진다. 그러므로 한번에 적당한 양을 만들어 조리한 즉시 남김 없이 먹는 것이 중요하다. 특히 야채즙은 바로 먹어야만 효과를 볼 수 있다.

소금은 적게, 백설탕 대신 흑설탕이나 꿀로 맛을 낸다

모든 질병에 소금을 많이 쓰는 것은 해롭다. 특히 천일염이 아닌 정제염은 성인병에 치명적이다. 설탕도 마찬가지다. 조미료도 가공이 덜 된 것을 먹는다.

건강한 삶을 위한 섭생 10훈

감사하는 마음으로 먹는다

　식물은 태양과 물로부터 생명을 만들고, 동물은 그 식물을 먹이로 생명활동을 유지한다. 인간은 식물과 동물 그리고 모든 자연 생태계에 의존해 몸을 만들고 생명을 지탱해 나간다. 내 몸 세포의 생장과 소멸에 함께 하는 식탁 위의 음식물은 나 이외의 모든 자연과 타인의 노동으로부터 온 것이다. 그러므로 식사하기 전에 모든 만물과 나를 둘러싼 인간관계에 감사하는 마음을 갖는 것은 당연한 도리이다.

편안한 마음으로 먹는다

　분노, 흥분, 긴장하는 마음이 지나치면 뇌의 시상하부 기능이 떨어져 호르몬 분비와 자율신경에 이상이 생긴다. 그러므로 아무리 좋은 음식을 섭취한다해도 불안한 상태에서는 세포의 신진대사가 활성화되지 않아 완전한 소화흡수가 이루어지지 않는다. 체내에서 완전연소가 이루어지지 않는 음식물은 몸 속에 독이 되어 남을 뿐이다.

그러므로 스트레스가 많은 사람일수록 식탁에서만큼은 반드시 편안한 마음으로 즐겁게 먹는 습관을 가져야 한다. 골치 아픈 일이나 고민, 상대의 마음을 다치게 하는 말들은 식탁에서 멀리하자.

자연 그대로의 맛을 즐겨 먹는다
애써 체질에 맞는 먹을거리를 찾아 먹는다 해도 화학조미료로 식품 본래의 맛을 덮어버리면 결국 몸맛이 마비되고 만다. 화학조미료는 식욕을 관장하는 중추신경계통과 혀의 감각을 마비시킨다. 결국 몸에 필요한 음식을 스스로 찾아먹을 수 있는 타고난 몸맛을 망가뜨려 우리 몸은 자기 체질과는 상관없이 화학조미료에 길들여진 엉뚱한 입맛을 찾아가게 된다. 화학조미료로 맛을 낸 식품이나 인스턴트 가공식품은 음식 고유의 기운이 사라진 채 그저 배를 채우기 위한 덩어리에 불과하다는 것을 명심하자.

생긴 그대로 통째로 먹는다
정제한 백미보다 현미가, 정제염보다는 천일염이 좋다. 어떤 식품이든지 먹기 좋은 특정한 부분만 먹는 것보다는 전체를 다 먹는 것이 좋기 때문이다. 너무 많이 정제된 식품은 씹는 횟수를 줄어들게 해 식사를 빨리하게 만들고 과식을 부르기 쉽다.

그러므로 식물성 식품은 뿌리에서 잎, 줄기, 열매까지 다 먹고, 과일은 껍질까지 다 먹어야 하고 생선은 머리에서 꼬리까지 다 먹어야 한다. 식품마다 부위별로 가지고 있는 영양이나 유효성분이 모두 다르기 때문이다. 예를 들어 시금치는 빨간 뿌리에 희귀 무기질인 망간이 들어있으므로 뿌리째 먹어야 한다. 사과 껍질에 영양소가 많다는 것은 누구나 아는 일이다. 이렇게 전체식을 하면 부수적으로 씹는 기능도 향상되고 소화에도 좋다.

가능한 날것으로 먹는다

  음식을 먹는 것은 그 식품이 가지고 있는 생명력을 먹는 것이다. 식품 고유의 생명력 속에는 질병에 대한 저항력을 기르는 기운이 들어있다. 식품의 생명력을 구성하는 주요한 효소나 영양소는 열을 가하면 대부분 죽기 마련이다. 먹이를 불에 익히면 보이지 않는 생명력도 죽어버리고 만다. 영양소의 반 이상이 사라지는 것은 물론 귀중한 생명력까지 잃는 것이다.

  생식을 하면 식품의 영양소, 효소가 파괴되지 않아 우리 몸의 신진대사가 원활해지고 세포를 새롭게 만드는 일이 활성화된다. 또한 소화기관의 부담이 줄어들어 흡수가 빠르다. 따라서 섭취한 음식을 에너지로 만드는 효율이 가열한 음식물보다 6배나 높아 소식으로도 왕성한 활동이 가능하다. 그리고 노폐물이 발생되지 않아 혈액이 정화되고 해독작용의 효과가 높다.

  물론 오랫동안 열을 가해 조리한 음식에 길들여진 현대인들이 한번에 모든 먹을거리를 생식으로 바꾸기는 어렵다. 대신 한끼 식사에서 생식과 가열식을 반반으로 꾸미도록 노력하자. 생선구이와 생 야채, 생선회와 나물, 끓인 요리와 해초 무침 등 조리한 음식 하나에 날로 먹을 수 있는 음식을 하나씩 의식적으로 곁들이도록 식단을 바꾸어보자.

  특히 체질에 맞는 야채나 과일 생즙을 매일 마시는 것은 조리과정에서 손실된 비타민이나 미네랄을 보충하고, 피로 회복과 스태미나 증진, 소화력 향상 등에 큰 도움이 된다. 가능하다면 물 대신 생즙으로 채소 그 자체에서 수분을 섭취하는 것이 더 좋다.

천천히 먹는다

조금 먹되 천천히 오래 씹어 먹으면 소화흡수율이 높아져 소화불량이나 변비에 걸리지 않는다. 또 비만을 막을 수 있는 가장 좋은 비결이기도 하다. 뿐만 아니라 여유 있는 식사는 함께 식사하는 사람의 마음까지도 편안하게 만든다.

찌꺼기가 없게 적게 먹는다

세계적으로 장수하는 사람들은 지나치게 먹는 법이 없다. 자기 몸에 필요한 만큼만 먹는데 대개 일반인들을 기준으로 보면 적게 먹는 것으로 느껴진다. 그만큼 대부분의 사람들이 필요 이상으로 과식을 하고 있는 셈이다.

적게 먹을수록 암, 자가면역질환, 당뇨병, 심장병 발병률이 낮아지고 동시에 수명이 길어진다. 소식은 음식을 먹은 만큼 완전히 소화 연소시키는 최적의 조건을 만든다. 그러므로 매끼마다 약간 부족한 듯 먹되 규칙적으로 식사하는 습관을 기른다.

먹고 자고 배설하는 리듬을 지켜 숙변을 없앤다

숙변이 많은 질병의 원인이 된다는 것은 우리 모두가 잘 알고 있는 사실이다. 음식물 찌꺼기가 장에서 오랫동안 나오지 않고 쌓여 있는 것은 몸 안에 독을 품고 있는 것이다. 따라서 숙변이 많으면 소화가 잘 안 될 뿐 아니라 늘 가스가 차고 변비가 되기 쉽다. 뿐만 아니라 두통, 무기력증은 물론 짜증이 나기 쉽다.

숙변을 기계적인 방법으로 일시적으로 제거한다 해도 생활습관을 고치지 않으면 금방 다시 재발하고 만다. 따라서 평소 숙변이 쌓이지 않고 잘 배출되도록 하는 습관이 중요하다.

체질에 맞는 먹을거리를 바르게 섭취하는 것 외에 먹고 배설하는 데 규칙적인 리듬을 지키는 생활이 숙변 없는 깨끗한 몸을 만든다. 하루 세 끼를 정해진 시간에 비슷한 양을 먹는 것이 좋으며, 매일 아침 식사 전후의 정해진 시각에 화장실로 가도록 노력한다. 이를 지키기 위해서는 정해진 시간에 잠자리에 드는 습관부터 선행돼야 한다.

섭생을 실천하며 반드시 지켜야 할 것

이상의 내용을 바탕으로 좋은 먹을거리를 바르게 먹기 위해 만든, 섭생을 실천하는 사람들이 지켜야 할 생활 수칙이 〈섭생 10훈〉이다. 섭생을 실천하는 것은 단지 체질에 맞는 먹을거리를 골라 먹는 것으로 끝나지 않는다. 자기 몸에 맞는 먹을거리를 건강한 삶을 유지하기 위한 약으로 쓰기 위해서는 생활 전반에 걸친 노력이 필요하다.

섭생 10훈

1. 자연에 감사하자.
2. 생체리듬을 유지하자.
3. 편안한 마음으로 되도록 많이 웃자.
4. 적게 먹고 규칙적인 생활을 하자

5. 자연식품을 균형있게 섭취하자
6. 정제되지 않은 전체식품을 먹자
7. 생식의 비율을 높이자
8. 식사시간을 길게 갖자
9. 체질에 맞는 생활환경을 만들자
10. 숙변을 없애자

음체질에 좋은 식단과 조리법

늘 먹는 밥을 더욱 맛있게, 밥과 죽 그리고 일품요리

식단명	주재료
현미(찹쌀)밥	쌀, 현미(찹쌀)
쇠고기장국밥	쇠고기 또는 닭고기, 무, 도라지, 실고추, 파, 마늘, 참기름, 밥
쇠고기볶음밥	밥, 쇠고기 또는 닭고기, (달걀), 양파, 당근, 옥수수유, 소금
쇠고기비빔밥	밥, 쇠고기 또는 닭고기, (달걀), 도라지, 당근, 고사리, 옥수수유, 참기름, 고추장
버섯잡채밥	느타리버섯, 표고버섯, 쇠고기 또는 닭고기, 간장, 설탕, 파, 마늘, 참기름, 후추, 당근, 양파, 감자당면
김초밥	쌀, (달걀), 미나리, 단무지, 당근, 김
(찰)옥수수밥	쌀, (찰)옥수수
(찹)쌀밥	(찹)쌀

율무밥	쌀, 율무
감자밥	쌀, 감자
무우밥	쌀, 무
쑥밥	쌀, 쑥
수수밥	쌀, 수수
송이덮밥	쌀, 양송이버섯, 당근, 피망, 소금, 후추, 옥수수유
잣죽	쌀, 쇠고기 또는 닭고기, 잣, 소금
호도죽	쌀, 호도
오색야채죽	쌀, 당근, 표고버섯, 간장, 설탕, 소금
표고버섯죽	쌀, 표고, 소금, 간장
좁쌀야채죽	좁쌀, 당근, 양송이버섯, 소금, 참기름
흑임자호도죽	쌀, 흑임자, 호도, 소금
치즈죽	쌀, 치즈
쇠고기영양밥	쌀, 쇠고기 또는 닭고기, 표고버섯, 당근, 양파, 육수, 청주, 소금, 후추
쇠고기카레라이스	밥, 쇠고기 또는 닭고기, 감자, 양파, 당근, 카레소스
쇠고기그레비밥	쇠고기 또는 닭고기, 표고버섯, 양파, 당근, 간장, 마늘, 후추, 육수, 우유 또는 산양유, 소금
죽순죽	쌀, 죽순, 간장, 파, 마늘, 설탕, 참기름
타락죽	쌀, 우유, 소금

담백한 맛 타락죽

재료 (4인분)
쌀 2컵
우유 4컵
소금

① 쌀을 분마기에 넣고, 칼날이 잠길 정도로 물을 붓고 간다.
② 곱게 간 쌀을 체에 받친다.
③ ②를 냄비에 담고 나무주걱으로 저어가며 끓인다.
④ 우유를 조금씩 넣어가며 끓인다.
⑤ 소금으로 간을 한다.

밥 한 그릇에 영양을 골고루 영양밥

재료 (4인분)
쌀 4컵, 쇠고기 또는 닭고기 120g, 육수 4컵
표고버섯 4장,
당근 1/2개, 양파 1/2개
피망 1/2개, 청주 1큰술
소금, 후추 약간

① 표고버섯, 양파, 당근, 피망은 잘 손질해 밥알 크기로 썰어 둔다.
② ①을 볶아 소금으로 간을 한다.
③ 두꺼운 냄비에 불을 올려 야채와 쌀을 한꺼번에 넣고 볶다가 소금으로 간을 맞추고 물을 부어 밥을 짓는다.

고기와 야채의 먹음직스런 조화 그레비밥

재료 (4인분)
쇠고기 또는 닭고기 150g
표고버섯 3장, 양파 1개
당근 1/2개, 마늘 1/2큰술
간장 1/2 큰술
육수 2컵, 소금, 후추
우유 또는 산양유
버터(또는 옥수수마가린) 2큰술

① 쇠고기 또는 닭고기의 기름을 떼낸 뒤 납작하게 저며 간장, 마늘, 후추로 양념해두고 불린 표고버섯과 양파, 당근은 채썬다.
② 팬에 버터 또는 옥수수마가린을 녹이고 쇠고기나 닭고기를 볶다가 야채를 넣어 더 볶는다. 익으면 육수를 부어 더 끓이다가 ①을 넣어 걸쭉해질 때까지 더 끓인다.
③ 우유 또는 산양유를 부어 농도를 조절하고 소금과 후추로 간을 한다.

영양만점 잣죽

재료 (4인분)
잣 1컵
쌀 1컵
물 4컵
소금 약간

① 쌀을 씻어서 30분쯤 물에 불린다.
② 잣을 깨끗이 손질하고, 물 1컵을 믹서에 붓고 잣을 넣어 곱게 갈아 체에 거르고 남은 찌꺼기는 버린다.
③ 쌀은 믹서에 넣고 3컵의 물을 부어 갈아서 체에 받친다.
④ ③의 쌀물의 윗물만 냄비에 담고 눋지 않도록 저으면서 끓인다.
⑤ ④가 끓을 때 쌀물의 앙금을 넣고 다시 저으면서 끓인다.
⑥ ⑤가 다 익으면 ②를 넣고 다시 저으면서 끓인다. 다 끓으면 소금으로 간을 맞추고 그릇에 담는다.

| 참고 | 잣은 다른 죽보다 물의 양을 조금 적게 해야 한다. 잣을 넣으면 묽어지기 때문이다.

알고 먹으면 더 좋은 식품 정보 · · · 잣

표면에 상처가 많고 맛이 고소하며, 물에 담그면 기름이 조금 나오고 흰색으로 변하는 것이 좋다.

고소한 율무밥

재료 (5인분)
율무쌀 3컵
현미 1컵
(찹)쌀 1/2컵
물 3컵1/2

① 율무쌀은 통으로 깨끗이 씻어서 4시간 정도 담가 둔다.
② 현미도 깨끗이 씻어서 일어, 물에 서너 시간 정도 담가 둔다.
③ 압력솥에 율무쌀, 현미, (찹)쌀을 혼합하여 밥물을 붓고, 뚜껑을 꼭 닫아 밥을 짓는다.
④ 밥이 다 되면 불을 낮추고, 뜸을 10분 정도 들여 불을 끈다.

> **알고 먹으면 더 좋은 식품 정보··· 율무**
>
> 체내에 들어온 중금속을 흡착해 체외로 배설하는 작용이 뛰어나 각종 공해물질에 노출된 현대인에게 좋은 식품이다. 좋은 율무는 씨눈이 붙어 있는 것이 적고 골의 폭이 좁고 연한 갈색으로 윤기가 돈다.

매콤하고 부드러운 복숭아 카레라이스

재료 (4인분)
쇠고기 또는 닭고기 200g
복숭아 통조림
감자 2개, 양파 1개
당근 1/2개, 파 1뿌리
카레가루 2큰술
옥수수마가린 또는 버터
천일염, 후춧가루
물 1컵

① 쇠고기 또는 닭고기, 양파, 당근, 감자, 복숭아를 깍뚝썰기 한다.
② 팬에 버터 또는 옥수수마가린을 넣고 녹인 다음 카레가루를 볶는다.
③ 카레가루가 볶아지면 물 1컵을 조금씩 부어가며 멍울 없이 풀고 천일염과 후추로 간을 맞추어 만든다.
④ 냄비에 버터 또는 옥수수마가린을 녹여 쇠고기(혹은 닭고기)와 야채를 볶다가 익으면 물 1컵을 부어 끓인다. 끓기 시작하면 ③과 복숭아를 넣어 다 끓을 때까지 밑이 눋지 않도록 저어 준다. 천일염으로 간을 마무리하여 따뜻한 밥에 끼얹는다. 동치미, 무, 파래무침 등을 곁들여 낸다.

> **알고 먹으면 더 좋은 식품 정보··· 쌀**
>
> 쌀은 혈압을 낮추고 혈중 인슐린과 혈당치를 안정시키는 역할을 한다. 또한 설사를 치료하고 마른 버짐에 특효가 있다. 그러나 과식으로 인한 소화기 장애, 그리고 편식이 가져오는 영양의 불균형 등이 질환을 유발시킬 수 있어 반드시 고기, 생선, 채소 등 부식을 골고루 먹고 과일을 곁들여야만 이상적인 주식이 될 수 있다. 좋은 쌀은 길이가 짧고 폭이 넓어 둥글며 배 부분에 흰 점이 있는 낟알로 수분이 많다.

감칠맛 나는 국물 요리

식단	주재료
갈비탕	쇠갈비 또는 닭고기, 무, 파, 소금, 간장, 후추
감자국	감자, 파, 소금, 쇠고기 또는 닭고기
실파장국	실파, 간장, 마늘, 달걀, 소금
달걀탕	달걀, 소금, 파, 마늘
삼계탕	닭, 인삼, (찹)쌀, 통마늘, 밤, 은행, 소금
추어탕	미꾸라지, 미나리, 감자, 파, 마늘, 고추장
가물치 매운탕	가물치, 무, 쑥갓, 미나리, 고추장, 파, 마늘
감자양파국	감자, 양파, 파, 마늘, 고추장
김냉국	김, 파, 마늘, 참깨, 고춧가루, 간장, 소금
느타리버섯국	느타리버섯, 무, 고추장, 고춧가루, 파, 마늘, 간장, 소금
무국	무, 옥수수유, 소금, 쇠고기 또는 닭고기
곰탕	쇠꼬리 또는 닭고기, 양파, 감자, 당근, 감자당면, 옥수수유, 파, 마늘
육개장	양지머리 또는 닭가슴살, 감자당면, 파, 마늘, 고춧가루, 소금
곱창국	소곱창, 육수, 파, 마늘, 소금, 고춧가루, 후추
달래무찌개	달래, 무, 양파, 풋고추, 고추장, 파, 마늘, 쇠고기 또는 닭고기
무지짐이	무, 풋고추, 느타리버섯, 고추장, 쇠고기 또는 닭고기
실파국	쇠고기 또는 닭고기, 실파, 마늘, 간장, 후추
표고버섯감자국	표고버섯, 감자, 양파, 참기름, 파, 마늘, 후추, 소금
표고버섯무국	표고버섯, 무, 양파, 파, 마늘, 간장, 후추, 소금
햇고사리국	쇠고기 또는 닭고기, 고사리, 양파, 옥수수유, 파, 마늘, 간장, 후추

도가니탕	도가니, 실파, 마늘, 소금, 양념장
설렁탕	소양지머리, 감자당면, 사골, 잡뼈, 소금, 후추
쑥탕국	쇠고기 또는 닭고기, 파, 마늘, 소금, 쑥
풋고추찌개	쇠고기 또는 닭고기, 풋고추, 양파, 고추장, 파, 마늘, 생강, 소금
야채찌개	쇠고기 또는 닭고기, 당근, 양파, 감자, 풋고추, 고추장, 파, 마늘
무찌개	쇠고기 또는 닭고기, 무, 고추장, 고춧가루, 파, 마늘, 소금
표고버섯찌개	표고버섯, 쇠고기 또는 닭고기, 무, 양파, 고추장, 파, 마늘, 소금
쇠고기 전골	쇠고기, 감자당면, 표고버섯, 무, 양파, 파, 마늘, 고춧가루
닭고기 전골	닭고기, 감자당면, 표고버섯, 무, 양파, 파, 마늘, 고춧가루
냉이무국	냉이, 무, 소금, 마늘
비프스튜	쇠고기, 버터, 감자, 당근, 양파, 피망, 샐러리, 청주, 소스(토마토 케첩, 육수)
떡전골	가래떡, 표고버섯, 양파, 간장, 실파, 참기름
버섯감자국	여러 종류의 버섯, 감자, 양파, 참기름, 파, 마늘, 소금
우족탕	쇠족, 파, 마늘, 후추, 소금, 참기름
야채스프	감자, 양파, 당근, 샐러리, 마늘, 버터 또는 옥수수마가린, 육수, 소금, 후추, 파슬리
무맑은장국	무, 쇠고기 또는 닭고기, 파, 마늘, 간장, 소금
열무감자국	열무, 감자, 고춧가루, 소금, 마늘

향긋한 꼬마당근수프

재료 (4인분)
샐러리 50g
꼬마당근 5개
버터 또는 옥수수마가린 1큰술1/2
전분가루 1큰술1/2
육수 또는 생수 3잔

① 샐러리는 껍질을 벗기고 5cm길이로 자르고 모서리를 다듬는다.
② 꼬마당근은 껍질을 벗기고 모서리를 다듬는다.
③ 열이 오른 팬에 기름을 두르고 샐러리와 당근을 볶는다.
④ 냄비에 버터 또는 옥수수마가린을 두르고 전분을 갈색이 나지 않게 볶는다.
⑤ ④에 또는 생수를 붓고 눋지 않도록 저으면서 끓이다가 ③의 재료를 넣고 끓인다.

알고 먹으면 더 좋은 식품 정보 … 당근

당근은 날로 먹을 때 영양소의 손실이 가장 적다. 당근만 갈아먹어도 좋지만 다른 야채와 섞어 마시면 특유의 냄새를 중화시켜 주므로 먹기에 편하다. 그러나 당근에는 비타민 C와 카로틴을 분해하는 산화 효소가 들어 있으므로 무와 섞어 먹지 않도록 주의해야 한다. 단 식초를 더하거나, 가열할 경우는 산화를 방지할 수 있다. 좋은 당근은 색이 진하고 향이 강하고 줄기를 자른 부분이 깨끗하고 끝 부분이 뾰족하다.

몸보신에 좋은 우족탕

재료 (4인분)
우족 600g
대파 1뿌리
마늘 1/2통
통후추 1작은술
소금
참기름

① 찬물에 토막낸 우족과 파, 마늘, 통후추를 넣고 센불에서 끓이다가 국물이 끓어오르면 불을 약하게 줄여서 우족이 물러지도록 오랫동안 끓인다.
② 우족이 푹 고아지면 건져 살을 저며낸 다음 파, 마늘, 소금, 후추, 참기름을 넣고 주물러 간이 배게 한다. 남은 뼈는 다시 국물에 넣고 푹 끓인다.
③ 대접에 양념한 건더기를 먹기 좋은 양만큼 담고 팔팔 끓는 국물을 붓는다. 어슷한 파를 띄우고 소금과 후추를 곁들인다.

맛있는 고기완자가 동동 애탕국

재료 (4인분)
쇠고기 또는 닭고기120g
파, 다진 마늘 1큰술
쑥 100g, 쑥갓 조금
간장, 소금

① 곱게 다진 쇠고기 또는 닭고기에 쑥을 합하여 갖은 양념을 섞어 버무려 완자를 빚는다.
② 냄비에 간장을 넣고 맑은 장국을 끓인다.
③ 완자를 녹말가루에 굴려 물에 담갔다가 건져 끓는 장국에 넣는다.
④ 완자가 익어서 위로 뜨면 쑥갓을 띄우고 불을 끈다.

상큼한 야채수프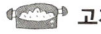

재료 (4인분)
감자 2개, 양파 1/2개
당근 1/2, 샐러리 50g
마늘 1/2큰술, 버터 또는
옥수수마가린 1큰술1/2
육수 4컵, 소금, 후추
파슬리 다진 것 조금
월계수잎

① 감자, 양파, 당근, 샐러리는 깍뚝썰기하고 마늘은 저민다.
② 팬에 버터 또는 옥수수마가린을 녹이고 야채를 볶는다.
③ 야채가 익으면 토마토케첩을 넣어 볶는다.
④ 케첩의 신맛이 없어지면 육수 또는 생수와 월계수잎을 넣어 끓이다가 소금, 후추로 간을 한다.
⑤ 그릇에 담고 다진 파슬리를 뿌려 낸다.

고기와 토마토의 행복한 만남 토마토스튜

재료 (4인분)
토마토 2개, 쇠고기안심
또는 닭 가슴살 600g
당근 1/2개, 샐러리 1대
월계수잎 3장, 정향 3알
후추 3알, 간장 2큰술
천일염, 육수 또는 생수 3컵

① 토마토는 곱게 다져서 믹서에 간다.
② 쇠고기 또는 닭고기는 당근 샐러리, 월계수잎을 모아서 실로 묶어 몇 덩어리로 만든다.
③ 냄비에 위의 모든 것을 넣고 육수 또는 생수, 정향, 간장을 넣고 끓인다.
④ 소금, 후추로 간한다.

> **알고 먹으면 더 좋은 식품 정보 · · · 토마토**
>
> 덜 익은 토마토를 냉장고에 보관하는 것은 좋지 않다. 토마토를 먹을 때 설탕 대신 소금을 살짝 뿌리면 영양소 파괴를 막고 맛깔스럽게 먹을 수 있다.

얼큰한 추어탕

재료 (4인분)
미꾸라지 400g, 미나리 100g, 고사리 100g, 쑥갓 100g, 간장 2작은술 육수 4컵, 감자中 2개 파 1뿌리, 마늘 4쪽, 생강 고추장 1큰술

① 살아있는 미꾸라지에 소금을 뿌려 해감을 토하게 하고 미끄러운 진이 빠지게 둔다.
② 진이 빠진 미꾸라지는 여러 번 헹구어 냄비에 담고 물을 부어 푹 삶아서 믹서에 간 다음 육수 또는 생수를 더 넣고 고추장을 풀어 끓인다.
③ 국물이 끓으면 고사리와 쑥갓을 넣어 끓이다가 고추, 파, 마늘, 생강을 넣고 국간장으로 간을 한다.

> **알고 먹으면 더 좋은 식품 정보 · · · 미꾸라지**
>
> 강한 양성을 띤 미꾸라지는 칼슘과 철분이 많은 강장식품이다. 미꾸라지를 통째로 갈아 추어탕을 끓이면 알과 난소에 들어 있는 영양소까지 골고루 섭취할 수 있어 최고의 보양식이 된다.

여름철 보양식 초교탕

재료 (4인분)
닭 1/2마리
표고버섯 5장
미나리 30g

① 닭은 기름을 떼어내고 손질해서 생강을 넣고 삶은 뒤 살은 먹기 좋게 찢고 국물은 기름을 걷고 간장과 후추로 간한다.
② 표고버섯는 불려서 채썰고 도라지와 미나리는 살짝 데쳐

도라지 60g, 파 1큰술
다진 마늘 1큰술
생강 1/2큰술
소금 약간, 후추 약간
참기름 1큰술
녹말가루 3큰술
달걀 2개

서 짧게 자른다.
③ 닭살, 표고버섯, 도라지, 미나리를 한데 합해 파, 마늘, 소금, 후추, 참기름으로 양념해 녹말가루와 달걀을 넣어 고루 섞는다.
④ 간한 닭 국물이 끓어오르면 반죽한 국거리를 한 수저씩 뚝뚝 떠 넣어 끓인다. 건더기가 떠오르면 다 익은 것이다.

감칠맛 나는 쇠고기(또는 닭고기) 전골

재료(4인분)
쇠고기 등심
(또는 닭고기) 200g
표고버섯 6장
당면 80g
감자 1개
생강 1/2큰술
파 1뿌리
무 1/8개
간장 3큰술

① 쇠고기 또는 닭고기는 살만 발라내어 먹기 좋게 썬다.
② 표고버섯과 당면은 손질해 먹기 좋은 크기로 썬다.
③ 뼈는 살짝 데쳐서 냄비에 담고 물을 넉넉히 부은 다음 생강과 파를 넣어 푹 끓인다. 국물이 우러나면 체에 거즈를 깔고 국물을 걸러 맑은 국물을 만든다.
④ 뼈 국물에 간을 한 다음 쇠고기 또는 닭고기를 넣어 끓인다. 고기가 익으면 표고버섯, 파, 감자, 당면 등을 넣고 맛이 우러나도록 끓인다.
⑤ 무와 생강을 강판에 곱게 갈아 간장에 섞어 만든 양념장을 곁들여 낸다.

> **알고 먹으면 더 좋은 식품 정보···무**
>
> 무즙에는 비타민 C와 녹말을 분해하는 효소인 디아스타아제가 많이 들어 있다. 소화흡수를 돕고 동상이나 가래, 염증 치료에도 좋은 식품이다. 비타민 C는 껍질에 더 많이 들어 있다. 무말랭이는 겨울에 몸을 따뜻하게 해주고 미네랄, 칼슘, 철 등을 다량으로 함유하고 있다. 섬유질이 풍부한 무청으로 만든 무시래기는 변비와 숙변의 특효약이다. 재배 시 질산염 비료를 대량 사용한 것은 줄기나 잎에 축적돼 유아에게 막대한 해를 입히므로 가능한 한 무공해 제품을 선택하도록 한다.

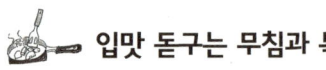 입맛 돋구는 무침과 볶음

식단명	주재료
무생채	무, 참깨, 파, 마늘, 고춧가루, 설탕, 소금
고춧잎절임	고춧잎, 참기름, 참깨, 고춧가루, 파, 마늘, 간장
두릅나물	두릅, 참기름, 실파, 마늘, 소금
김무생채	김, 무, 참기름, 식초, 파, 마늘, 설탕, 소금
마늘쫑절임무침	마늘쫑, 참기름, 참깨, 식초, 고추장, 파, 마늘
달래냉이나물	달래, 냉이, 참기름, 참깨, 식초, 고추장, 파, 마늘
물쑥무침	물쑥, 식초, 참깨, 고추장, 파, 마늘, 설탕, 소금
미나리무침	미나리, 참기름, 식초, 파, 마늘, 고추장
쑥갓나물무침	쑥갓, 참기름, 파, 마늘, 간장, 소금
무짠지무침	무짠지, 참기름, 파, 설탕, 고춧가루
파래무침	파래, 참기름, 참깨, 식초, 고춧가루, 파, 마늘, 간장, 소금
파무침	쪽파, 참기름, 참깨, 식초, 고춧가루, 간장
무초절이	무, 식초, 소금, 설탕
도라지나물	도라지, 참기름, 소금, 마늘, 파
도라지무생채	도라지, 무, 참깨, 식초, 고추장, 고춧가루, 파, 마늘, 설탕
무말랭이무침	무말랭이, 미나리, 참기름, 참깨, 물엿, 고춧가루, 파, 마늘, 간장, 설탕
풋고추장아찌	풋고추, 소금물, 소금, 진간장, 설탕, 생강
두릅초나물	두릅, 초고추장
냉이나물	냉이, 고추장, 설탕, 파, 마늘, 참기름
파숙회	실파, 고추장, 설탕, 식초

김무침	김, 간장, 설탕, 통깨, 참기름, 고춧가루
샐러리무침	샐러리, 양념장(식초, 간장, 참기름, 고추장)
삼색초나물	무, 당근, 미나리, 단촛물(설탕, 식초, 소금)
미나리장아찌	미나리, 생강, 마늘, 참기름, 고춧가루, 간장
풋마늘장아찌	풋마늘, 진간장, 생강, 설탕, 참기름, 소금
마늘쫑무침	마늘종, 고추장, 설탕, 참기름, 참깨
연근당근초절이	연근, 당근, 식초, 설탕, 소금
실파무침	실파, 고추장, 간장, 설탕, 파, 마늘, 깨소금
버섯잡채	목이, 느타리, 표고, 당근, 홍고추, 풋고추, 마늘, 간장, 참기름, 옥수수유
감자볶음	감자, 양파, 옥수수유, 파, 마늘, 소금, 당근
느타리버섯볶음	느타리, 당근, 풋고추, 옥수수유, 소금, 마늘
무볶음	무, 옥수수유, 참기름, 참깨, 파, 마늘, 소금
취나물볶음	취나물, 옥수수유, 참기름, 참깨, 파, 마늘, 간장
감자피망잡채	감자, 피망, 마늘, 옥수수유, 소금, 후추
당근볶음	당근, 미나리, 파, 마늘, 소금, 옥수수유, 참기름
실파생무침	실파, 간장, 고춧가루, 마늘, 통깨, 참기름
실파초무침	실파, 간장, 고춧가루, 마늘, 통깨, 물엿, 식초
깨즙냉채	쇠고기 또는 닭고기, 당근, 샐러리, 파, 설탕, 소금, 참기름, 육수 또는 생수
감자풋고추볶음	감자, 풋고추, 옥수수유, 참깨, 파, 마늘, 간장, 설탕, 소금
미나리장아찌	미나리, 쇠고기 또는 닭고기, 생강, 간장, 설탕, 파, 마늘
마른풋고추볶음	마른풋고추, 간장, 설탕, 옥수수유, 통깨, 파
양송이버섯볶음	양송이버섯, 양파, 당근, 옥수수유, 참깨, 고춧가루, 파, 마늘,

	간장, 소금
죽순버섯볶음	죽순, 쇠고기 또는 닭고기, 당근, 표고버섯, 피망, 마늘, 후추, 참기름, 간장, 설탕, 깨소금
불고기	쇠고기 또는 닭고기, 양파, 옥수수유, 참기름, 파, 마늘, 간장, 설탕, 후추
천엽볶음	천엽, 옥수수유, 잣, 파, 마늘, 생강, 간장, 후추, 소금
표고버섯탕수	표고버섯, 피망, 목이, 당근, 죽순, 감자전분, 옥수수유, 참기름
쑥갓느타리무침	쑥갓, 느타리버섯, 참기름, 깨소금, 고추장, 식초, 물엿
훈제연어초무침	훈제연어, 단식초에 절인 무, 양파간 것, 옥수수유, 설탕, 소금, 통깨
버섯잡채	목이버섯, 느타리버섯, 표고버섯, 당근, 홍고추, 풋고추, 간장, 마늘, 참기름, 옥수수유
쇠고기고추장볶음	쇠고기, 양파, 당근, 옥수수유, 피망, 고추장, 파, 마늘, 후추
닭고기고추장볶음	닭고기, 양파, 당근, 옥수수유, 피망, 고추장, 파, 마늘, 후추
생강초	생강, 쇠고기 또는 닭고기, 마늘, 간장, 설탕, 참기름, 통깨, 잣가루
쇠간절임	쇠간 또는 닭간, 토마토, 양파, 비네거소스(옥수수유, 식초, 소금, 양파, 파슬리, 설탕)
죽순채	죽순, 쇠고기 또는 닭고기, 미나리, 감자, 간장, 설탕, 파, 마늘, 참기름, 후추, 간장, 식초
고사리나물	고사리, 참기름, 마늘, 소금
감자야채샐러드	감자, 당근, 양파, 소금, 레몬시럽
토마토샐러드	토마토, 양파, 파슬리, 소스(간장, 식초, 옥수수유, 후추)
고춧잎버섯볶음	고춧잎, 생표고버섯, 옥수수유, 참기름, 파, 마늘, 소금, 참깨
풋마늘김무침	풋마늘, 김, 간장, 설탕, 고춧가루, 참기름

고추장볶음	고추장, 쇠고기 또는 닭고기, 간장, 마늘, 파, 후추, 참기름, 물엿, 잣
쇠고기겨자채	쇠고기 또는 닭고기, 당근, 미나리, 송이버섯, 피망, 밤, 겨자촛물
쇠고기정과	쇠고기 또는 닭고기, 소금, 후추, 녹말가루, 물엿, 설탕, 옥수수유
부추볶음	부추, 쇠고기 또는 닭고기, 마늘, 간장, 파, 참기름, 후추, 녹말가루, 옥수수유, 간장
도토리묵무침	도토리묵, 파, 마늘, 간장, 고춧가루, 참기름, 당근, 쑥갓
비름나물	비름, 고추장, 파, 마늘, 깨소금, 참기름
원추리나물	원추리, 고추장, 파, 마늘, 깨소금, 참기름
부추겉절이	부추, 고춧가루, 간장, 마늘, 통깨, 참기름

향긋한 두릅숙회

재료 (4인분)
두릅 30개
초고추장(고추장 1/2컵, 식초 4큰술, 설탕 4큰술, 파인애플즙 3큰술, 생강즙 1작은술, 마늘간 것 1작은술)

① 두릅은 다듬어서 끓는 물에 소금을 약간 넣고 밑둥부터 넣어 파랗게 데쳐 찬물에 헹구어 물기를 꼭 짠다.
② 고추장에 양념을 합해 초고추장을 만들어 함께 낸다.

알고 먹으면 더 좋은 식품 정보 · · · 두릅

향기와 맛이 뛰어난 두릅은 산나물의 왕으로 손꼽힌다. 봄철 여린 순을 따서 먹는데 손질할 때 잎이 떨어지지 않게 주의하며, 싹이 나온 부분의 갈색 껍질을 벗겨서 먹는다. 단백질과 칼슘, 섬유질, 비타민 C가 많다.

상큼한 미나리생채

재료(4인분)
미나리 다듬은 것 150g
달래 다듬은 것 50g
무 70g
양념장(마늘 다진 것 2큰술, 참기름 1큰술, 깨소금 1큰술, 설탕 1큰술, 고운 고춧가루 1큰술, 굵은 고춧가루 1큰술, 간장 3큰술)

① 미나리는 연한 것으로 골라 잎을 떼고 줄기만 준비한다. 흐르는 물에 씻고 마지막 헹구는 물에 식초를 한 방울 떨어뜨려 헹군다. 물기를 빼고 4cm 길이로 썬다.
② 달래도 다듬어 씻어 4cm 길이로 썬다.
③ 무는 4cm 길이로 토막을 내 얇게 채썬다.
④ 큼직한 그릇에 모든 재료를 넣고 양념장을 만들어 끼얹어 살살 섞어서 무친다. 먹기 바로 직전에 무쳐야 상큼한 맛이 그대로 살아난다.

봄철 입맛 돋우는 원추리나물

재료(4인분)
원추리 400g, 붉은 고추 1개(15g), 다진 파·마늘 1큰술, 깨소금 1큰술
참기름 2큰술
천일염 1큰술

① 원추리나물은 연한 부분만 다듬고 길이가 긴 것은 4cm 정도 길이로 잘라 끓는 물에 소금을 약간 넣고 데쳐서 찬물에 헹구어 물기를 꼭 짠다.
② 붉은 고추는 반 갈라서 씨를 털어 내고 가늘게 채썬다.
③ 큼직한 그릇에 나물과 양념을 넣고 조물조물 무쳐서 접시에 담는다.

> **알고 먹으면 더 좋은 식품 정보···원추리**
>
> 봄철 올라오는 어린순을 나물이나 국으로 먹는 원추리는 감칠맛이 좋아 산나물을 좋아하는 어린이들도 즐겨 먹을 수 있다. 단백질, 비타민, 무기질이 골고루 들어 있고 잎이 10cm쯤 자랐을 때가 가장 먹기 좋다.

향기로운 물쑥나물

재료 (4인분)
물쑥 삶은 것 160g
미나리 120g
양념(마늘 다진 것 1큰술, 파 다진 것 1큰술, 깨소금 1큰술, 식초 3큰술, 황설탕 2큰술, 고추장 6큰술)

① 물쑥은 잔뿌리를 다듬고 깨끗이 씻어 끓는 물에 소금을 약간 넣고 데쳐서 찬물에 헹구어 물기를 살짝 짜고 4cm 길이로 썬다.
② 미나리는 잎을 다듬고 씻어서 4cm 길이로 썬다.
③ 큼직한 그릇에 재료를 담고 양념장을 만들어 넣고 살살 무친다.

풋고추 고기볶음

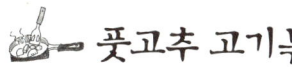

재료 (4인분)
풋고추 40개, 쇠고기 또는 닭고기 100g, 홍고추 2개, 옥수수유
쇠고기 또는 닭 양념(다진파 1큰술, 다진 마늘 1/2큰술, 깨소금 1/2큰술, 참기름 1큰술, 간장 1큰술, 황설탕 1/2큰술, 후춧가루)
무침양념(천일염 2작은술, 황설탕 1작은술, 깨소금 1/2큰술, 참기름 1큰술)
볶음양념(다진파 1큰술, 다진 마늘 1/2큰술)

① 풋고추와 홍고추는 꼭지를 떼어내 깨끗이 씻은 다음 반으로 갈라 씨를 털어 내고 곱게 채썰어 냉수에 헹궈 소쿠리에 건져 물기를 제거한다.
② 쇠고기 또는 닭고기는 고기 결대로 곱게 채썰어 고기양념에 무친다.
③ 잘 달구어진 팬에 기름을 살짝 두르고 풋고추와 홍고추를 볶음양념에 볶아 차게 식힌다. 쇠고기 또는 닭고기도 볶아 차게 식힌다.
④ 큰 그릇에 준비된 재료들을 넣고 무침양념으로 무친다.

> **알고 먹으면 더 좋은 식품 정보 . . . 고추**
>
> 고추는 대표적인 양성 식품이다. 강한 매운 맛이 몸의 열기를 자극하는 효능이 있다. 따라서 몸 안에 수분이 적은 양체질은 많이 먹지 않는 게 좋다.

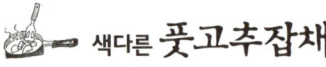 ## 색다른 풋고추잡채

재료 (4인분)
풋고추 100g, 쇠고기 또는 닭고기 100g
당근 1/4개, 청주 1큰술
감자당면 80g, 간장 1/2큰술, 마늘 2큰술, 간장
황설탕, 깨소금, 참기름
옥수수유 약간씩

① 풋고추는 꼭지를 떼고 반으로 갈라 씨를 털어 내 4cm 길이로 채썬다. 쇠고기 또는 닭고기도 같은 길이로 썰고 마늘은 잘게 다진다.
② 당근도 씻어서 껍질을 벗겨 풋고추와 같은 길이로 채썬다.
③ 당면은 미지근한 물에 불려 끓는 물에서 살짝 삶아낸다.
④ 팬에 기름을 두르고 달구어 양념한 쇠고기 또는 닭고기를 볶다가 당근, 당면, 풋고추 순으로 넣고 간장, 황설탕, 참기름, 깨소금, 다진 마늘을 넣어 마무리한다.

 ## 감칠맛 나는 표고버섯볶음

재료 (4인분)
생표고버섯 20개, 쇠고기 또는 닭고기 100g, 홍고추 1개, 옥수수유
고기양념(다진파 1큰술, 다진 마늘 1/2큰술, 깨소금 1/2큰술, 참기름 1큰술)
무침양념(천일염 2작은술, 황설탕 1작은술, 깨소금 1/2큰술, 참기름 1큰술)
볶음양념(다진 마늘 1/2큰술, 다진파 1큰술)

① 생표고버섯은 기둥을 떼고 끓는 소금물에 살짝 데쳐서 냉수에 잘 씻어 건진 후 물기를 꼭 짜 곱게 채썬다.
② 쇠고기 또는 닭고기는 결대로 곱게 채썰어 양념에 무친 다음, 홍고추는 반으로 갈라 씨를 털어 내고 곱게 채썬다.
③ 옥수수유를 살짝 두른 잘 달구어진 팬에 쇠고기 또는 닭고기를 볶아내 차게 식힌다. 고기국물이 있는 팬을 씻지 말고 표고버섯을 볶음양념에 볶아내 차게 식힌다.
④ 채썬 홍고추도 볶아내 차게 식힌다.
⑤ 큰 그릇에 준비된 재료들을 넣고 무침양념으로 무친다.

알고 먹으면 더 좋은 식품 정보... 표고버섯

대표적인 양성 식품인 버섯은 전분과 단백질의 소화효소의 분비를 촉진하는 물질이 들어있다. 또한 정력 증강과 해독작용, 뇌출혈을 예방하는 기능이 있다고 알려져 있다. 버섯에 많이 든 비타민은 열에 의해 파괴되므로 가능한 기름으로 단시간 가열 조리해 먹는 것이 좋다. 버섯은 모양의 갓이 크고 두꺼우며, 자루는 길고 굵은 것, 갓 표면과 갓주름이 밝은 갈색이 좋다.

바삭바삭 표고버섯탕수

재료 (4인분)
표고버섯 20개, 계란 1개
감자전분 3/4컵, 피망 1개
죽순 40g , 당근 40g
목이버섯 100g
옥수수유, 소금 약간
소스(물 1컵, 식초 2큰술,
설탕 2큰술, 간장 1큰술,
참기름, 감자전분 1큰술)

① 표고버섯은 4등분하여 갖은 양념을 한다.
② 계란 흰자와 물 3큰술을 섞은 후 감자전분 1/2컵을 부어 고루 섞는다.
③ 170℃로 끓는 옥수수유에 표고버섯을 튀긴다.
④ 피망, 죽순, 당근, 목이버섯에 기름을 넣고 볶다가 소금을 약간 첨가한다.
⑤ ④에 탕수 소스(물 1컵, 식초 2큰술, 설탕 2큰술, 간장 1큰술, 참기름, 감자전분 1큰술)를 넣어 걸쭉해지면 튀긴 표고버섯에 끼얹는다.

 ## 소스를 얹은 브로콜리 안심(또는 닭 가슴살) 볶음

재료 (2인분)
브로콜리 100g
쇠고기안심 또는
닭 가슴살 150g
셀러리 1대
양파 1/4개
양송이 2개, 옥수수유
천일염, 후춧가루
소스(육수 1/2잔, 간장
1/2작은술, 설탕 2큰술,
식초 2큰술, 소금, 후추,
녹말 1큰술)

① 브로콜리는 송이를 잘 떼어 끓는 물에 천일염을 약간 넣고 데친다. 찬물에 헹구어 물기를 뺀다.
② 쇠고기 또는 닭고기는 길이 7cm, 폭 2cm로 썰어서 천일염, 후추로 간을 해서 녹말가루를 묻힌다.
③ 셀러리는 껍질을 벗겨서 어슷하게 썰고 양파는 채썬다. 양송이는 껍질을 벗겨 길이로 4등분한다.
④ 소스를 만든다. 육수가 끓으면 간장, 설탕, 식초, 후춧가루로 간을 하고 녹말물을 부어서 걸쭉하게 농도를 맞춘다.
⑤ 팬에 기름을 두르고 녹말가루를 묻힌 쇠고기 또는 닭고기를 볶다가 양파, 셀러리, 브로콜리, 양송이를 넣고 볶는다. 천일염과 후추로 간을 하고 소스를 끼얹어서 섞는다.

새콤매콤 치커리샐러드

재료 (2인분)
치커리 50g, 양파 1/4개
양념(간장 1큰술1/2, 고춧가루 2작은술, 다진 마늘 1작은술, 다진 파 1/2큰술, 황설탕 1작은술, 깨소금 1작은술, 참기름 1작은술, 식초 1작은술)

① 치커리는 줄기부분을 약간 잘라내고 씻어서 물기를 빼고 먹기 좋은 크기로 자른다.
② 양파는 원형으로 썰어서 찬물에 담가 매운맛을 뺀 후 건져서 물기를 뺀다.
③ 간장에 고춧가루, 다진 마늘, 다진 파, 설탕, 깨소금, 참기름, 식초를 넣고 섞어서 양념장을 만든다.
④ 그릇에 치커리와 양파를 담고 양념장을 끼얹는다.

 ## 입맛 돋우는 부추겉절이

재료 (4인분)
부추 150g, 실고추 약간
달래 50g
양념(간장 1큰술1/2, 고춧가루 2작은술, 다진 마늘 1작은술, 다진 파 1/2큰술, 설탕 1작은술, 깨소금 1작은술, 참기름 1작은술, 식초 1/2큰술, 소금 약간)

① 부추는 깨끗이 다듬어 씻어 물기를 뺀 후 4cm 길이로 썬다.
② 달래도 깨끗이 손질하여 부추와 같은 길이로 썬다.
③ 큼직한 그릇에 양념을 섞어서 양념장을 만든 다음 채소를 넣고 살살 무친다.
④ 접시에 담고 실고추를 얹는다.

> **알고 먹으면 더 좋은 식품 정보····부추**
>
> '부추 맏물은 아들도 아니 주고 사위 준다'는 속담이 있을 만큼 부추는 강장 효과가 뛰어나다. 특히 초봄에 첫 수확한 것이 가장 좋다. 채소 가운데 비타민 A가 가장 많이 들어 있고, 체내의 나트륨을 몸 밖으로 배설시키는 효과가 있는 칼륨을 많이 함유하고 있어 나트륨 과잉 섭취의 피해를 줄여준다. 비타민이 부족하기 쉬운 옥수수 된장국에 넣고 끓이면 좋다. 닭고기, 쇠고기 등 육류, 표고버섯 등과도 영양적으로 잘 어울리는 식품이며, 초여름 입맛을 되살리는 데 좋은 식품이다.

맛있는 영양간식, **옥수수구이1**

재료 (4인분)
옥수수 통조림 1개
모짜렐라 치즈 100g
버터 또는 옥수수마가린 조금
오레가노 조금

① 옥수수 통조림을 따서 국물을 따라내고 옥수수 알만 체에 건진다.
② 내열그릇에 버터 또는 옥수수마가린을 조금 바르고 ①을 담는다.
③ ②의 위에 치즈를 얹고 예열된 180도 오븐에 15분간 가열한다.
④ 오븐에서 꺼낸 다음 오레가노(향신료)를 뿌린다.

 부드럽고 고소한 **옥수수구이2**

재료 (4인분)
옥수수 4개
버터 또는 옥수수마가린 4큰술
설탕 1큰술, 후추
천일염 조금

① 옥수수는 수염과 껍질 있는 것을 사서 깨끗하지 않은 껍질은 버리고 껍질째 찐다.
② 뜨거운 팬에 버터 또는 옥수수마가린를 넣고 ①을 고루 굽는다.
③ 버터 또는 옥수수마가린 1큰술 정도는 옥수수가 다 구워졌을 때 위에 얹어낸다. 파슬리를 뿌려 먹으면 좋다.

> **알고 먹으면 더 좋은 식품 정보 · · · 옥수수**
>
> 섬유질이 풍부하고 칼슘, 인, 철분, 비타민 A, 비타민 E가 많다. 필수아미노산이 부족한 것이 흠이지만 우유와 함께 먹으면 영양 보강 효과를 얻을 수 있다. 좋은 옥수수는 씨눈 끝이 뾰족하고 자색 비늘이 붙어있으며, 껍질이 붙어있어 윤택이 많이 난다.

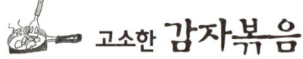 고소한 감자볶음

재료 (2인분)
감자 3개
모짜렐라 치즈 100g
다진 파슬리 2큰술
소금, 후춧가루
우유 또는 산양유 3큰술
체리 토마토

① 감자는 씻어서 껍질째 삶은 후 찬물에 담가두고 파슬리는 다져 놓는다.
② 뜨겁게 달군 팬에 ①의 감자를 껍질 벗겨 사방 1cm, 두께 5mm로 썰어 볶는다.
③ ②에 다진 파슬리를 넣고 볶아서 노릇하게 색깔이 나면 모짜렐라 치즈를 고루 뿌려서 함께 볶는다.
④ ③에 소금, 후춧가루, 우유 또는 산양유를 넣고 뜨겁게 데운 그릇에 담아 체리 토마토로 장식한다.

| 참고 | 오븐이 있으면 삶은 감자를 썰어서 (치즈), 파슬리, 소금, 후춧가루, 우유 또는 산양유를 넣고 고루 섞어서 내열용기에 담아 180℃ 오븐에서 10분간 구워 먹어도 좋다.

알고 먹으면 더 좋은 식품 정보 · · · 감자

감자는 혈액을 맑게 하고 소화불량을 치료하고 소화를 돕는 대표적인 양성 식품이다. 감자를 먹고 나면 혈당치가 빠르게 올라가기 때문에 양체질의 당뇨병 환자는 특히 경계해야 할 식품이다.
푸른 부분과 새로 난 눈에는 유독성 알칼로이드인 솔라닌이 함유되어 있으므로 음체질이라도 반드시 제거 후에 먹는다.

달짝지근한 쇠고기(또는 닭고기)정과

재료 (4인분)
쇠고기(또는 닭고기 가슴살) 200g
녹말가루, 소금, 후추
옥수수유, 물엿
물, 설탕

① 안심 또는 닭 가슴살은 얇게 저며서 칼등으로 두들긴 다음 소금, 후추로 간한다.
② 간이 밴 고기에 녹말가루를 묻혀서 촉촉해지면 170℃의 끓는 옥수수유에 넣고 빳빳하게 튀긴다.
③ 팬에 물엿, 물, 설탕을 담아 끓기 시작하면 튀긴 고기를 넣어 조린다.
④ 조린 안심 또는 닭고기를 접시에 담고 통깨를 뿌려낸다.

도토리묵냉채

재료 (4인분)
도토리묵 1모, 쑥갓 50g
풋고추 2개, 붉은 고추 1개
양념장(다진 파 1큰술,
다진 마늘 1/2큰술, 간장
2큰술, 고춧가루 1큰술,
깨소금 1큰술, 참기름
1/2큰술, 식초 1/2큰술)

① 묵은 반을 갈라 1cm 두께로 썬다.
② 쑥갓은 깨끗이 씻어 5cm 길이로 썬다. 풋고추와 붉은 고추는 어슷하게 썬다.
③ 썰어놓은 고추와 양념을 함께 섞어 양념장을 만든다.
④ 접시에 묵을 가지런히 담고 쑥갓을 얹고 ③의 양념장을 끼얹는다.

마늘종과 생표고조림

재료 (4인분)
마늘종 400g
생표고버섯 100g
붉은 피망 1/4개
국간장, 설탕, 옥수유

① 마늘종을 씻어 건져 가지런히 한 후 4cm 길이로 썬다.
② 생표고버섯도 씻어 건져 기둥을 썬다.
③ 붉은 피망을 반으로 갈라 씨를 빼고 채썬다.
④ 옥수유를 두른 팬에 마늘종과 생표고버섯을 넣어 볶는데 이때 입맛에 맞게 간을 한다.

> **알고 먹으면 더 좋은 식품 정보 . . . 마늘**
>
> 마늘은 항균, 소화촉진, 항응고, 피로 회복, 뇌졸증 예방, 거담, 암 예방 등의 여러 가지 효능이 있다. 마늘에 들어 있는 알리신은 티아민과 결합하면 훨씬 효과가 강력한 알리티아민이 되고 티아민의 효율을 높인다. 따라서 티아민이 많은 육류와 먹으면 훨씬 이롭지만 개고기와 같이 티아민이 낮은 음식과 함께 먹는 것은 좋지 않다.

죽순채볶음

재료 (4인분)
죽순 200g, 풋고추 3개
옥수수유
다진 파 1/2큰술
다진 마늘 1/2큰술, 소금

① 죽순은 딴 즉시 깨끗이 손질하여 쌀뜨물에 넣고 삶아 떫은 맛을 뺀 다음 껍질을 벗겨 곱게 채썬다.
② 팬에 기름을 두르고 죽순채, 풋고추채를 넣고 볶다가 다진 파, 다진 마늘을 넣고 소금으로 간한다.

> **알고 먹으면 더 좋은 식품 정보 · · · 죽순**
>
> 대나무 땅속 줄기에서 돋아나는 어린 싹으로 햇빛이나 공기중에 노출되면 죽순의 독특한 맛을 내는 아미노산과 베타인, 콜린 등의 성분이 변해 맛이 없어진다. 따라서 가능한 죽순은 캔 지 오래되지 않은 신선한 것을 먹어야 한다.

잣소스를 뿌린 수삼냉채

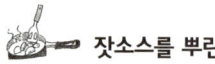

재료 (4인분)
수삼 2뿌리, 샐러리 3대
래디쉬 5개
잣즙소스 (잣가루 3큰술, 발효겨자 1작은술, 산양유 2큰술, 설탕 2큰술, 식초 1큰술, 레몬즙 1/2 큰술, 소금, 후추)

① 수삼은 껍질을 얇게 긁어내고 싹이 나는 부분을 잘라 씻어준 다음 곱게 채썰어 냉수에 헹궈 건져 쓴맛을 줄인다.
② 샐러리는 껍질을 벗겨내고 채썰어 냉수에 헹궈 건져 물기를 없앤다.
③ 래디쉬는 채썰고 분량의 재료를 충분히 잘 섞어 잣즙소스를 만든다.
④ 냉채 그릇에 수삼채, 샐러리채, 래디쉬채를 담고 잣즙소스를 끼얹어낸다.

감칠맛 나는 깨즙냉채

재료 (4인분)
쇠고기 또는 닭고기 400g, 통파 1대
생강 1큰술, 당근 1개
샐러리 2대, 깨 1큰술
설탕, 소금
참기름 1큰술
고춧가루 약간

① 쇠고기 또는 닭고기는 토막을 내어 통파와 생강을 넣고 삶은 뒤, 익으면 살은 쭉 찢고 국물은 기름을 걷어내고 차게 식힌다.
② 당근, 샐러리는 껍질을 벗겨 채썬다. 깨는 곱게 갈아 육수에 넣어 설탕, 소금, 참기름, 고춧가루를 넣어 깨즙소스를 만든다.
③ 접시에 찢은 쇠고기 또는 닭고기와 당근채, 샐러리채를 돌려 담아 차게 식힌다.
④ 먹기 직전 깨즙 소스를 뿌려낸다.

알고 먹으면 더 좋은 식품 정보 . . . 깨

참깨는 양성, 들깨는 음성 식품이므로 체질에 따라 요리에 이용하면 좋다. 참깨 중에서도 흰깨가 검정깨에 비해 양성이 강하다.
참깨는 미네랄과 칼슘, 철분이 많이 든 최고의 건강장수, 정력증진식품이다. 동맥경화의 원인이 되는 콜레스테롤을 몸 밖으로 빨리 빠져나가게 하고 뇌와 신경세포의 활동을 활발하게 하는 효능이 있다.
그러나 껍질을 벗기지 않은 깨는 단단하고 소화가 되지 않으므로 식욕부진과 소화 불량이 일어나는 사람은 깨를 먹지 않는 것이 좋으므로 반드시 볶아 먹어 소화 흡수율을 높인다.

상차림을 풍성하게 하는 조림과 찜

식단명	주재료
감자꽈리고추조림	감자, 꽈리고추, 참깨, 파, 마늘, 간장, 설탕, 고춧가루
간조림	쇠간 또는 닭간, 풋고추, 양송이, 옥수수유, 참깨, 마늘, 간장, 설탕, 후추
알감자조림	쇠고기 또는 닭고기, 감자, 양파, 당근, 옥수수유, 고춧가루, 간장, 파, 마늘
무양파조림	무, 양파, 고춧가루, 파, 마늘, 간장, 설탕
연근조림	연근, 물엿, 옥수수유, 참깨, 간장
무조림	무, 양파, 고춧가루, 파, 마늘, 간장, 설탕, 쇠고기 또는 닭고기, 옥수수유
꽈리고추조림	꽈리고추, 옥수수유, 고춧가루, 파, 마늘, 간장, 설탕
떡찜	가래떡, 쇠고기 또는 닭고기, 무, 당근, 표고버섯, 은행, 마늘, 붉은 고추, 파, 간장, 설탕, 후추
감자조림	달걀, 감자, 간장, 설탕
라조기	쇠고기 또는 닭고기, 홍고추, 풋고추, 죽순, 목이버섯, 옥수수유, 녹말, 생강, 참기름
달걀찜	달걀, 당근, 파, 소금, 고춧가루, 참기름
양송이버섯탕수	양송이버섯, 달걀, 녹말, 옥수수유, 소금
감자찜	감자, 쇠고기 또는 닭고기, 표고버섯, 양파, 당근, 풋고추, 간장, 설탕, 파, 마늘, 후추, 참기름
매시포테이토	감자, 우유, 버터, 소금, 후추
우설찜	소혀, 양파, 미나리, 실고추, 간장, 파, 마늘, 참기름, 후추

쇠고기 또는 닭 야채찜	쇠고기 또는 닭고기, 양파, 표고버섯, 당근, 미나리, 참기름, 후추, 간장, 설탕, 옥수수유
우설편육	소혀, 샐러리잎, 양파, 간장, 마늘, 파, 소금, 후추
풋고추찜	풋고추, 감자전분, 간장, 고춧가루, 통깨, 참기름
고기 마늘말이	쇠고기 또는 닭고기, 통마늘, 생강, 대파, 간장, 물엿, 청주, 참기름, 후추
사태 또는 닭찜	쇠고기사태 또는 닭고기, 표고버섯, 밤, 은행, 잣, 갖은양념
갈비찜	쇠 또는 닭갈비, 무, 표고버섯, 밤, 은행, 잣, 갖은양념
비프스테이크	쇠고기, 버터, 감자, 브로콜리, 육수, 토마토케첩
잡누름적	쇠고기 또는 닭고기, 표고버섯, 당근, 통도라지, 실파, 파, 마늘, 갖은양념
개성무찜	무, 쇠고기 또는 닭고기, 밤, 은행, 호두, 옥수수유, 간장, 파, 마늘, 설탕, 후추, 깨소금
장조림	쇠고기 또는 닭고기, 당근, 고추, 간장, 설탕, 파, 마늘, 생강

고기 마늘말이조림

재료 (4인분)
쇠고기 또는 닭고기 300g
통마늘 4통, 생강 1/2큰술, 대파 1대, 간장 2큰술
물엿 2큰술, 청주 1큰술
참기름 1큰술, 후추 약간
통깨 1큰술

① 쇠고기 또는 닭고기를 폭 2cm, 길이 7cm로 썰어서 마늘을 하나씩 말은 뒤 꼬치를 끼워 둔다. 냄비에 물을 붓고 끓으면 고기말이와 생강, 파, 후추, 간장, 물엿, 청주를 넣고 조린다.
② 조려지면 꼬치를 빼고, 통깨와 참기름으로 윤을 낸다.

호두와 은행을 넣은 양송이버섯 고기조림

재료 (4인분)
호두 40g
양송이버섯 150g
쇠고기 또는 닭고기 50g
은행 10개, 옥수수유
참기름, 천일염, 후추
파·마늘 다진 것 약간
조림양념(간장 4큰술, 정종 2큰술, 설탕 2큰술, 고운 고춧가루, 육수 3/4컵, 생강즙 1큰술, 잡꿀 1큰술)

① 호두는 물에 불려서 껍질을 벗긴다. 양송이버섯은 굵기가 작고 단단한 것을 골라 깨끗이 손질한다.
② 쇠고기 또는 닭고기는 곱게 다져 다진 파, 마늘, 약간의 소금, 후추로 간하여 충분히 치댄다.
③ 은행은 옥수수유로 볶아 껍질을 벗기고 손질한 양송이버섯은 먼저 살짝 데친다.
④ 데친 양송이버섯 안에 감자전분을 바르고 다진 고기를 넣고 조림양념을 만들어 서서히 조린다.
⑤ ④의 양송이버섯이 조려지기 시작하면 호두, 은행을 넣고 조린다.
⑥ 다 조려지면 잡꿀과 참기름을 넣고 마무리한다.

 ## 감자 연근부침

재료 (2인분)
감자 200g
연근 100g
양파 1/2개, 부추 60g
홍고추 1개, 풋고추 1개
파 1/2개, 마늘 1/2큰술
천일염 약간, 옥수수유
참기름 1/2큰술

① 감자와 연근을 강판에 갈아 놓는다. 이때 양파를 같이 간다.
② 부추는 3~4cm 길이로 썰고 풋고추와 통고추를 같은 크기로 약간 썬다.
③ ①과 ②를 섞어 반죽을 하고 반죽이 질면 (찹)쌀가루를 혼합한다. 여기에 참기름 약간, 파, 마늘, 천일염을 적당히 넣어 양념한다.
④ 잘 달구어진 팬에 기름을 두르고 반죽한 재료를 부쳐낸다.

> **알고 먹으면 더 좋은 식품 정보...연근**
>
> 연근은 심한 기침이나 얼굴이 벌겋게 달아오르는 증상을 예방하는 데 좋은 식품이다. 연근을 오미자물에 담갔다가 계란옷을 입혀 부치는 연근전은 호흡기로 들어온 유해 물질을 분해하는 데 좋은 요리다.

알감자 고기조림

재료 (2인분)
알감자 200g
쇠고기 또는 닭고기 80g
풋고추 2개, 간장 2큰술
설탕 1큰술, 물엿 2큰술
후춧가루, 참기름
천일염, 통깨

① 알감자는 깨끗이 씻어 건진다.
② 쇠고기 또는 닭고기는 얇게 저며 썰어 후춧가루, 천일염, 참기름으로 밑간을 해둔다.
③ 알감자는 먼저 참기름을 두른 냄비에 넣고 볶다가 알감자가 반정도 잠기게 물을 붓고 삶는다.
④ ③에 간장, 설탕을 넣고 한번 끓어오르면 양념한 고기를 넣고 조린다.

 씹는 맛이 일품, **양송이버섯탕수**

재료 (4인분)
양송이버섯 200g
계란 3개
녹말가루 1컵
옥수수유
소금

① 녹말가루는 물에 풀어 하루 정도 가라앉히고 윗물을 따라낸다.
② 양송이버섯은 소금을 약간 넣어서 깨끗이 씻어 큰 것은 4등분, 작은 것은 2등분하여 놓는다.
③ ①과 계란을 함께 잘 섞는다.
④ 양송이버섯에다 생녹말가루를 뿌려 잘 묻혀서 여분의 가루를 떨어내고, ③에 적셔서 기름에 튀겨낸다.
⑤ ②를 튀겨서 소스를 끼얹어낸다.

 토마토로 맛을 낸 **치킨소태**

재료 (4인분)
닭다리 10개
옥수수유
천일염, 후춧가루

① 닭다리는 포크로 찔러준다. 열이 오른 팬에 기름을 두르고 닭다리를 넣고 노릇노릇하게 지져낸 후 천일염, 후춧가루를 뿌린다.
② 양파와 피망은 사방 1.5cm 크기로 썰고 마늘은 편으로 썬다.

어떻게 먹을까?

마늘 1쪽, 양파 1/2개
피망 1/2 개
파슬리
토마토케첩 6큰술
청주 1/2컵, 물 1/3컵

③ 닭고기를 지진 팬에 마늘과 양파를 볶다가 토마토케첩을 넣어 케첩의 신맛이 없어질 때까지 볶다가 청주와 물을 넣고 끓으면 지진 닭고기를 넣고 조린다.
④ 국물이 거의 졸아들면 피망을 넣고 불을 끈다.
⑤ 모양 있게 담고 다진 파슬리를 뿌린다.

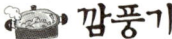 깜풍기

재료 (4인분)
닭 넓적다리 400g
천일염, 후추
생강즙
붉은 고추 1개
풋고추 1개
마늘 3쪽
대파 1대
아몬드 30g
표고버섯 2장
달걀1개
녹말가루 1/3컵
고추기름 2큰술
소스(간장, 흑설탕, 청주, 참기름, 물, 후춧가루)
옥수수유

① 닭은 깨끗이 씻어 뼈를 발라내고 물기를 닦은 후 천일염, 후추, 생강즙에 잰다.
② 녹말가루는 물을 부어 30분 정도 두었다가 윗물은 따라버리고 가라앉은 녹말에 달걀을 풀어 섞는다.
③ ①의 닭에 ②의 녹말가루옷을 입혀 열이 오른 튀김기름에 넣고 두 번 튀긴다.
④ 붉은 고추, 풋고추는 길이로 잘라 씨를 털어 내고 굵게 다진다. 아몬드도 굵게 다지고 불린 표고버섯은 뒷기둥을 떼고 다진다. 마늘은 편으로 썰고 대파는 채썬다.
⑤ 간장, 흑설탕, 청주 등의 소스 재료를 섞어 양념소스를 만든다.
⑥ 팬에 고추기름을 두르고 붉은 고추, 표고버섯, 파, 마늘을 볶다가 소스와 녹말 물을 넣어 끓인다. 튀긴 닭과 풋고추, 아몬드를 넣고 살짝 볶는다. 치커리로 장식한다.

> **알고 먹으면 더 좋은 식품 정보 · · · 닭**
> 닭은 음체질에 좋은 훌륭한 고단백 식품이다. 특히 생후 5개월에서 7개월까지의 영계가 가장 영양가가 높고 맛도 좋다.

인삼향으로 맛을 낸 닭 날개 인삼조림

재료 (4인분)
닭 날개 600g, 천일염
후춧가루, 생강즙
인삼 5뿌리, 치커리
조림장(간장, 설탕, 마늘,
청주, 물, 참기름)
옥수수유

① 닭 날개는 깨끗이 씻어 손질한 후 물기를 없애고 천일염, 후춧가루, 생강즙에 잰다.
② 튀김기름에 열이 오르면 ①의 손질된 닭을 튀긴다.
③ 인삼은 머리는 자르고 칼등으로 살살 벗겨 손질한 후 5cm 길이로 자른다.
④ 냄비에 기름을 두르고 다진 마늘을 볶다가 간장, 흑설탕, 청주를 넣고 물을 붓고 끓여 반정도 졸면 튀긴 닭과 인삼을 넣고 물이 없도록 조린다. 마지막에 참기름을 넣고 버무린다. 치커리로 장식한다.

알고 먹으면 더 좋은 식품 정보··· 인삼

기질이 매우 따뜻한 인삼은 태양광선을 피해 그늘에서 사는 대표적인 양성식품이다. 스트레스, 피로, 우울, 심부전, 고혈압, 빈혈, 당뇨, 궤양 및 피부미용에서 항암작용에 이르기까지 뛰어난 약효를 자랑하는 우수한 식품이지만 양체질인 사람에게는 열이 심하게 오르고 오한과 정신을 잃는 등 오히려 강한 독소로 작용한다.

 ## 아이들이 좋아하는 닭강정

재료 (4인분)
닭 날개 1kg, 천일염
후춧가루, 생강즙
붉은 고추 1개
풋고추 1개, 잣 약간
조림장(간장, 흑설탕,
청주, 물, 계핏가루 약간,
통마늘)

① 닭 날개는 씻어서 물기를 없애고 소금, 후추, 생강즙에 잰다.
② 튀김기름에 열이 오르면 위의 닭을 두 번 튀긴다.
③ 붉은 고추, 풋고추는 길이로 잘라 씨를 털어 내고 굵게 다진다. 마늘도 다진다.
④ 간장, 설탕, 청주 등의 재료를 골고루 섞어 조림장을 만든다.
⑤ 냄비에 조림장을 끓여 걸쭉해지면 튀긴 닭고기와 고추, 잣을 넣고 윤기나게 조린다.

술 안주에 좋은 닭 모래집 꼬치구이

재료(4인분)
닭 모래집 400g
대파 2대, 꼬치
다진 마늘 1/2큰술
양념장(간장 2큰술, 청주 1큰술, 설탕 1큰술, 생강 1/2큰술, 참기름 1큰술)

① 닭 모래집은 지저분한 것을 떼어 내고 씻어서 끓는 물에 대파, 마늘, 생강을 넣고 데친다. 익으면 건져서 반으로 썬다.
② 대파는 3cm 길이로 썬다.
③ 꼬치에 모래집과 대파, 마늘을 꿴다.
④ 석쇠에 ③을 얹고 살짝 구운 뒤 양념장을 바르면서 3~4번 굽는다.

색다른 구이와 튀김

식단명	주재료
감자양파튀김	감자, 양파, 달걀, 옥수수유, 전분가루, 소금
김부각	김, (찹)쌀가루, 옥수수유, 생강, 소금
감자크로켓	감자, 양파, 당근, 전분가루, 달걀, 버터 또는 옥수수마가린, 옥수수유, 소금
야채튀김	감자, 양파, 당근, 풋고추, 전분가루, 달걀, 옥수수유
팝콘	옥수수, 버터 또는 옥수수마가린, 소금
프렌치포테이토	감자, 옥수수유, 소금
닭모래집구이	닭모래집, 간장, 설탕, 파, 마늘
감자부각	감자, (찹)쌀가루, 전분가루, 소금, 옥수수유
고추부각	풋고추, (찹)쌀가루, 전분가루, 소금, 옥수수유
닭날개 양념튀김	닭날개, 달걀, 간장, 술, 전분가루, 고추, 파, 마늘, 생강, 고추장, 토마토케첩
느타리버섯구이	느타리버섯, 고추장, 파, 마늘

쇠고기스테이크

재료 (4인분)
쇠고기 400g, 옥수수유
고기양념(술 2큰술, 간장 2큰술, 양파즙 2큰술, 마늘즙 1큰술, 후추)
양파 1개, 당근 1/2개
파 1뿌리, 브라운 소스

① 쇠고기는 도톰하게 썰어 연하게 손질한 다음 술, 간장, 양파즙, 마늘즙, 후추를 뿌려 재워둔다.
② 양파, 당근, 파를 적당한 크기로 썰어둔다.
③ 양념한 쇠고기를 기름 두른 팬에 지져서 접시에 담고 야채도 팬에 지져 담는다.
④ 브라운 소스를 끼얹어 낸다.

> **알고 먹으면 더 좋은 식품 정보... **
> 양파는 파보다는 냄새가 약해 날것으로 먹기 좋다. 날것으로 먹었을 때 유효성분인 알리신을 최대로 흡수할 수 있다. 열을 가해 조리하면 양파 특유의 향 성분인 황화알릴이 단맛이 강한 물질로 변화되어 맛은 증가되지만 영양가는 감소하게 된다.

미나리 묶음으로 멋을 낸 (찹)쌀전병

재료 (4인분)
(찹)쌀가루 10큰술
당근 60g, 부추 60g
양파 60g
팽이버섯 60g
미나리 60g
소금, 현미식초, 간장
참기름, 깨소금
청주 약간

① (찹)쌀가루를 약간 되게 반죽을 한다(반죽할 때 천일염 약간 첨가)
② 당근, 부추, 양파는 5cm길이로 채썬다.
③ 팽이버섯, 미나리를 끓는 물에 살짝 데친다.
④ ①의 반죽을 프라이팬에 지름 10cm크기로 부친다.
⑤ 부친 전병에 ② ③의 재료를 넣고 둘둘 말아 데친 미나리로 예쁘게 묶는다.
⑥ 간장에 식초를 약간 넣고 양념장을 만든다. 이때 약간의 설탕이나 청주를 가미하여 먹으면 더욱 좋다.

| 곁들이면 좋은 음식 | 연꽃 동치미(무, 미나리, 당근, 현미식초, 설탕, 천일염)

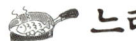 느타리버섯구이

재료 (4인분)
느타리버섯 300g
고추장 2큰술, 다진 파 1큰술, 마늘 1/2큰술
통깨 1/2큰술

① 느타리버섯을 잘 손질해 끓는 물에 살짝 데쳐 헹군 뒤 물기를 없앤다.
② 데친 느타리버섯에 고추장, 다진 파, 마늘, 통깨를 넣고 양념을 하여 간이 고루 배게 한다.
③ 양념한 느타리버섯을 팬이나 석쇠에 알맞게 굽는다.

야채가 듬뿍 든 부드러운 스페니쉬 오믈렛

재료 (4인분)
달걀 4개
양파 1개
피망 1개
양송이버섯 5개
천일염
토마토케첩 2큰술
후춧가루
옥수수유

① 달걀에 천일염을 넣고 잘 푼다.
양파, 피망, 당근은 채썰고 양송이버섯은 껍질을 벗겨 얄팍하게 저민다.
② 팬에 기름을 두르고 채썬 야채와 양송이버섯을 넣어 볶는다. 어느 정도 익으면 토마토케첩을 넣는다. 후추로 간하여 소스를 만든다.
③ 팬에 기름을 둘러 달구어지면 달걀물을 붓고 두어 번 젓가락으로 휘젓는다. 달걀이 적당하게 익으면 야채소스를 얹어 갸름하게 접고 뒤집개로 뒤집어서 익힌다.

| 곁들이면 좋은 음식 | 야채샐러드(감자, 당근, 샐러리, 마요네즈드레싱)

알고 먹으면 더 좋은 식품 정보··· 달걀

닭고기가 대표적인 양성을 띈 육류이듯 달걀도 양성식품이다.
달걀을 삶을 때 푸른색으로 변하는 경우도 있는데 이는 달걀 노른자 속의 철과 황이 결합되어 황화철을 형성하기 때문이다. 영양적으로는 해가 없으나 보기 좋지 않으므로 삶자마자 빨리 찬물에 헹궈낸다. 달걀의 흡수를 돕기 위해서는 반숙이나 날것으로 섭취하는 것이 좋다.

양체질에 좋은 식단과 조리법

🍚 **늘 먹는 밥을 더욱 맛있게, 밥과 죽 그리고 일품요리**

식단명	주재료
검정(강낭)콩밥	쌀, 보리(20%), 검정콩 또는 강낭콩(30%)
고구마밥	쌀, 고구마, 보리쌀
녹두밥	쌀, 보리(20%), 녹두(30%)
팥(완두콩)밥	쌀, 팥 또는 완두콩(30%), 보리
녹두죽	녹두, 쌀, 소금
새우죽	새우, 쌀, 시금치, 소금
전복죽	쌀, 전복, 소금
팥죽	팥, 쌀, 소금
칼국수	밀가루, 호박, 오이, 다시멸치, 소금, 간장
떡국	가래떡, 조개살, 호박
대추밥	쌀, 보리쌀, 대추

냉콩국수	대두, 밀가루, 오이, 소금
아욱수제비	아욱, 밀가루, 호박, 다시멸치
호박죽	애호박, 바지락조개, 멥쌀
호박범벅	늙은호박, 고구마, 강낭콩, 팥, 밀가루, 설탕, 소금
회덮밥	쌀, 깻잎, 상치, 오이, 초고추장
울면	국수, 돼지고기, 새우, 조갯살, 배추, 간장, 소금
호박뻘때죽	늙은호박, 팥, 쌀, 설탕, 소금
북어야채죽	쌀, 보리, 북어, 시금치, 소금
애호박바지락죽	쌀, 보리, 애호박, 바지락, 진간장
콩나물밥	쌀, 콩나물, 돼지고기, 파, 소금, 간장, 고춧가루, 들기름
김치만두국	밀가루, 배추김치, 돼지고기, 두부, 간장, 파, 마늘, 소금, 후추, 들기름
쫄면	쫄면국수, 양배추, 깻잎, 오이, 고추, 고추장, 간장, 파, 마늘, 설탕, 소금
비빔국수	밀국수, 배추김치, 오이, 설탕, 간장, 들기름
해물짜장면	가락국수, 돼지고기, 새우, 오징어, 춘장
김치스파게티	스파게티국수, 배추김치, 돼지고기, 간장, 파, 마늘, 설탕
어묵냄비	가락국수, 어묵, 게맛살, 말린가다랭이, 다시마, 소금, 간장
새우튀김국수	새우, 가락국수, 다시마, 튀김가루, 간장, 소금, 식용유
생선초밥	쌀, 광어참치, 새우, 와사비, 식초, 설탕
아욱죽	아욱, 쌀, 된장
콩죽	콩, 쌀, 소금

팥을 넣고 끓인 호박죽

재료 (4인분)
호박 1Kg, 팥 200g
설탕 약간

① 호박을 반으로 갈라, 씨를 빼고 껍질을 벗겨 썬다.
② 팥을 삶아 둔다.
③ 냄비에 호박을 담고 물과 설탕을 넣어 푹 삶은 다음 팥을 넣어 죽을 쑨다.

> **알고 먹으면 더 좋은 식품 정보・・・팥**
>
> 팥은 섬유소가 많고, 조직이 단단하기 때문에 오래 삶아야 부드러워진다. 쉽게 무르게 하기 위해 소다를 넣기도 하는데 이 때 티아민이 파괴되므로 좋지 않다. 팥의 껍질은 물을 거의 흡수하지 않으므로 다른 두류와는 달리 물에 담그지 않고 그대로 가열하는 것이 좋다. 팥의 주성분인 사포닌은 백설탕과 결합하면 분해되어 버리는 특성이 있으므로 팥죽을 먹을 때에는 백설탕 대신 흑설탕이나 꿀로 맛을 내야 한다.

우리 입맛에 딱 맞는 김치스파게티

재료 (4인분)
김치 150g, 돼지고기 120g, 진간장 1큰술
파, 마늘, 설탕, 고춧가루 후추, 들기름 1큰술
스파게티국수 500g

① 달군 팬에 썰어둔 김치와 돼지고기를 넣고 볶는다.
② 진간장, 파, 마늘, 설탕, 고춧가루, 후추, 들기름을 넣고 섞어 김치 볶는 팬에 넣어 볶는다.
③ 스파게티국수를 삶은 뒤 소스를 뿌려 낸다.

> **알고 먹으면 더 좋은 식품 정보・・・배추**
>
> 찬 성질을 가진 배추는 햇빛이 잘 들고 습기가 적은 곳을 좋아하는 음성식품이다. 암 특히 결장암의 위험을 줄이고 궤양을 예방 치료하는 효능이 있다. 배추는 흔히 김치를 만들어 먹는데 익은 김치가 안 익은 김치보다 영양가가 훨씬 높다. 그러나 적당하게 익어야지 너무 시게 되면 오히려 영양가는 파괴되기 시작한다. 잎이 넓고 얇으며 뿌리는 둥글고 자른 부분에 금이 없고, 단단하게 뭉쳐 있는 것이 좋은 배추다.

양체질을 위한 콩나물밥

재료 (4인분)
쌀 2컵
보리쌀 1컵
콩나물 300g
돼지고기 100g
천일염 1작은술
양념장(진간장 2큰술, 들깨 1큰술, 들기름 1큰술, 고춧가루 조금)

① 쌀은 밥 짓기 30분 전에 미리 씻어 불려 놓고 콩나물은 뿌리를 끊어내고 깨끗이 다듬어 소금물에 살짝 건진다. 콩나물 삶은 물은 버리지 말고 밥물로 쓴다.
② 돼지고기는 곱게 다져서 진간장, 들기름으로 무쳐서 팬에 넣고 볶는다.
③ 냄비에 쌀과 보리를 담고 콩나물 삶은 물로 밥물을 잡아 밥을 짓다가 밥물이 끓으면 삶은 콩나물과 볶은 고기를 얹어 뜸을 들인다. 뜸이 들면 고루 섞어 그릇에 담고 양념장을 곁들여 비벼 먹는다.

부드럽고 감칠맛 나는 애호박 바지락죽

재료 (4인분)
멥쌀 1컵
보리쌀 1컵
애호박 1개
바지락 1컵
들기름 1큰술
진간장 1큰술
쌀뜨물 10컵

① 멥쌀과 보리쌀을 충분히 불린 후 쌀뜨물을 받아 놓는다. 애호박은 은행잎 모양으로 도톰하게 썰고 바지락은 연한 소금물에 씻어 물기를 빼고 곱게 다진다.
② 냄비에 들기름을 두르고 뜨거워지면 굵게 다진 바지락을 볶는다. 바지락이 익으면 진간장을 넣어 맛을 내고 불린 쌀을 모두 쏟아 더 볶는다.
③ 쌀에 기름이 돌고 투명하게 익으면 쌀뜨물을 부어 30분쯤 끓이다가 맛이 어우러지면 애호박을 넣어 파랗게 익을 때까지 잠깐 더 끓인다. 진간장으로 간을 맞추어 불에서 내린다.

알고 먹으면 더 좋은 식품 정보 . . . 바지락

민물조개인 바지락에 많이 들어 있는 비타민 B_{12}는 조혈작용이 있어 빈혈에 좋고 간 기능을 활발하게 하고 성장을 촉진하는 기능이 있다. 바다 조개보다 생명력이 강한 바지락은 황달에도 특효가 있고 모유 분비를 촉진하며 산후회복에도 좋다.

시원한 영양식 냉콩국수

재료 (2인분)
밀국수 300g
흰콩 1컵
오이 1개
천일염 1큰술
땅콩 1큰술
물 6컵

① 콩은 하루 정도 불렸다가 물을 넉넉히 부어 5분 정도 삶는다. 알맞게 삶아진 콩은 찬물에 헹구어 손으로 비벼 껍질을 말끔히 벗긴다.
② 맷돌이나 믹서에 삶은 콩과 볶은 땅콩을 넣고 물 6컵을 부어 가며 곱게 갈아 고운 체에 내려 소금으로 간을 맞춘 후 차게 식힌다.
③ 국수를 끓는 물에 삶아 찬물에 충분히 헹구어 대접에 담고 차가운 콩국을 부은 후 오이채를 고명으로 얹어 낸다.

고소한 맛이 일품 콩죽

재료 (4인분)
콩 1컵
쌀 1컵
소금

① 미리 불려둔 콩에 물 5컵을 붓고 삶는다(끓기 시작하여 7분간 삶는다).
② 껍질을 벗긴다(콩 삶은 물은 버리지 않는다).
③ 믹서로 곱게 간다.
④ 쌀에 콩 삶은 물을 7컵 붓고 끓인다.
⑤ 소금으로 간한다.

알고 먹으면 더 좋은 식품 정보 · · · 콩

음성식품인 콩 중에서도 강남콩이나 흰콩보다 검정콩이 음성이 강하다. 식물성 단백질 공급원으로 최고의 식품인 콩은 동물성 단백질과 달리 부작용이 없고 소화흡수도 잘 된다. 그러나 생콩을 그대로 섭취하면 음체질인 사람에게는 강한 독성을 나타내는데 이것은 혈구 응집소인 프로테아제, 키모트립신 같은 저해물질이 들어있기 때문이다. 따라서 양체질인 경우도 소화가 약한 사람은 이를 제거하기 위해서 적당한 열처리를 가해 섭취해야 한다. 열처리를 하면 독성은 없어지고 영양가는 높아진다.

아이들이 좋아하는 **해물자장면**

재료 (4인분)
가락국수 600g
돼지고기 80g
새우 10마리
오징어 1/2마리
호박 1/2개
양배추잎 2장
자장 60g
물 1컵1/2
간장·콩기름 약간
밀가루 2큰술
오이 1/2개

① 돼지고기는 곱게 다지고 새우는 살짝 데쳐 껍질을 벗긴다. 오징어는 칼집을 내어 한입 크기로 썰어서 살짝 데친다.
② 호박, 양배추잎은 모두 손질해서 사방 1cm크기로 잘게 썰고 국수는 넉넉한 끓는 물에 삶아 건진다. 국수를 넣고 다시 끓어오를 때 찬물을 부으면 속까지 잘 익는다.
③ 팬에 기름을 두르고 자장을 넣어 볶는다. 자장에 윤기가 돌면 다진 돼지고기와 해물을 넣고 볶다가 잘게 썬 야채들을 넣어 함께 볶는다.
④ 고기가 익고 야채가 숨이 죽으면 간장으로 간하고 물을 부어 끓인다. 마지막으로 밀가루를 풀어 냄비의 가장자리부터 부어 걸쭉해지면 국수에 끼얹고 채썬 오이를 얹어낸다.

> **알고 먹으면 더 좋은 식품 정보 . . . 양배추**
>
> 양배추는 음성이 강한 채소다. 결장암 예방 효과와 세균과 바이러스의 활동을 억제하고 어린이의 성장발육에 좋은 식품으로 알려져 있다. 최근 항암작용, 항 궤양, 고혈압 해소, 동맥경화 예방 등의 효과 때문에 수요가 증가하고 있는데 사실상 녹색부분에 영양소가 많다. 양배추를 삶으면 무기질·단백질·탄수화물 등이 절반 이상 소실되므로 가능한 한 생으로 먹는다.

 ## 부드러운 **아욱죽**

재료 (4인분)
쌀 2컵
아욱 80g
된장 2큰술

① 쌀은 충분히 불리고, 쌀뜨물을 받아둔다. 아욱은 껍질을 벗기고 박박 치대어 씻어 푸른 물을 빼고 찬물에 헹구어 건진다.
② 솥에 쌀을 볶다가 쌀뜨물을 붓고 된장을 푼다.
③ 팔팔 끓으면 아욱을 넣고 약한 불에서 뭉근히 끓인다.

감칠맛 나는 국물 요리

식단명	주재료
가지냉국	가지, 파, 마늘, 고춧가루, 간장, 식초
건새우아욱국	건새우, 아욱, 된장, 파, 마늘
담북장속댓국	배추, 멸치, 담북장(메주가루, 소금물, 마늘, 고춧가루), 파, 마늘
두부된장국	두부, 국멸치, 된장, 파, 마늘
미역국	건미역, 국멸치, 마늘, 간장, 소금
미역북어국	미역, 북어, 소금, 마늘, 파
미역오이냉국	미역, 오이, 실파, 식초, 소금, 멸치, 마늘, 간장, 고춧가루
배추완자탕	배추, 당면, 돼지고기, 파, 녹말가루, 후추, 소금, 생강
생선완자국	깻잎, 흰살생선, 당면, 녹말가루, 후추, 소금, 다시마
우엉된장국	우엉, 다시마, 된장, 호박
콩나물국	콩나물, 조갯살(멸치), 파, 마늘, 소금
김치콩나물국	배추김치, 콩나물, 조개살
시금치된장국	시금치, 새우, 된장, 소금
야채된장국	호박, 양배추, 파, 두부, 된장, 마늘, 조개살
조개탕	조개, 소금, 파, 마늘
꽃게매운탕	꽃게, 호박, 된장, 고춧가루, 파, 마늘
조기맑은장국	조기, 소금, 간장, 호박, 양배추, 파, 마늘
조기매운탕	조기, 고추장, 호박, 양배추, 파, 마늘
토란탕	토란, 다시마, 파, 간장, 마늘
굴두부찌개	생굴, 두부, 고추장, 된장, 파, 마늘, 소금
(돼지고기)두부찌개	(돼지고기), 두부, 콩기름, 고춧가루, 파, 마늘

(돼지고기)호박찌개	(돼지고기), 호박, 두부, 고춧가루, 파, 마늘
두부된장찌개	두부, 멸치, 고추장, 된장, 파, 마늘, 호박
두부새우젓찌개	두부, 새우젓, 호박, 고춧가루, 파, 마늘
순두부찌개	순두부, (돼지고기), 파, 마늘, 고춧가루, 식용유, 소금
북어두부찌개	북어, 두부, 소금, 파, 마늘, 고춧가루
애호박찌개	애호박, 멸치, 된장, 파, 마늘
낙지전골	낙지, 호박, 고춧가루, 마늘, 양배추, 파
새우전골	새우, 배추, 호박, 소금, 멸치
생태찌개	생태, 호박, 고춧가루, 마늘, 파
청국장명란찌개	명란, 두부, 청국장, 시금치, 파, 마늘
콩비지찌개	대두, 배춧잎, 파, 마늘, 소금
두부전골	두부, 배추, 우동사리, 다시마, 간장, 천일염, 시금치, 완두콩
굴비찌개	굴비, 호박, 풋고추, 마늘, 파, 생강, 고추장
김치찌개	김치, (돼지고기), 마늘, 파
대합전골	대합, 두부, 파, 마늘, 소금
물오징어찌개	물오징어, 두부, 마늘, 파, 호박, 고추장
야채전골	양배추, 호박, 시금치, 두부, 다시마, 소금, 마늘
김치굴국	배추김치, 굴, 파, 소금, 콩기름
게살연두부국	게살, 연두부, 파, 생강, 소금
해물전골	대합, 오징어, 새우, 홍합, 배추, 호박, 파, 소금, 고춧가루, 마늘
해삼탕	해삼, 파, 마늘, 생강, 들기름, 식용유, 녹말
동태포명란찌개	동태, 명란, 두부, 고추, 파, 마늘, 고춧가루, 소금, 후추
아욱국	아욱, 된장, 파, 마늘
우럭매운탕	우럭, 파, 마늘, 생강, 고춧가루, 소금

굴냄비	굴, 두부, 배추잎, 파, 간장, 소금, 후추, 마늘, 다시마 국물 약간
생태탕	생태, 호박, 콩나물, 두부, 된장, 고춧가루

깻잎과 함께 빚은 생선완자국

재료 (4인분)
깻잎 100g
흰살 생선 150g
당면 80g
녹말가루 2큰술
소금, 후추
다시마 10g

① 흰살 생선을 저며 다진 후 분마기에 끈기가 생길 때까지 갈고, 깻잎은 가늘게 채썬다.
② 곱게 간 생선살과 깻잎, 녹말가루를 합해 소금으로 간을 하고 잘 버무려서 지름 2cm의 크기로 완자를 빚는다.
③ 육수가 끓으면 간을 하고 깻잎 생선완자를 넣는다.
④ 완자가 떠오르면 국수를 넣고 잠깐 더 끓인 후 후추를 뿌려 먹는다.

해삼탕

재료 (4인분)
마른 해삼 5마리
파, 마늘, 생강
들기름, 식용유
녹말 2큰술

① 해삼을 따뜻한 물에 하루 정도 담갔다가 끓이고 식히는 과정을 반복하여 충분히 불린다.
② 파, 생강, 마늘은 얇게 저며둔다.
③ 팬에 기름을 두르고 파, 생강, 마늘을 볶다가 해삼을 넣어 고루 볶는다.
④ 팬에 물을 붓고 끓이다가 물녹말을 넣어 잠시 더 끓인다.

얼큰하고 감칠맛 나는 생태탕

재료 (4인분)
생태(中) 2마리
호박 100g, 된장 1큰술
다진 마늘 1작은술
콩나물 200g, 된장 1큰술
고춧가루 1큰술
두부 1/2모

① 생태는 싱싱한 것으로 골라 깨끗이 손질하여 3토막내지 4토막으로 썰어둔다.
② 호박은 5cm길이로 나박나박 썰어놓고 콩나물은 깨끗이 씻어 다듬는다.
③ 냄비에 콩나물을 깔고 호박과 생태를 넣은 후 양념을 하고 물을 부어 끓인다.
④ 한소끔 끓인 후 두부를 썰어 넣는다.

> **알고 먹으면 더 좋은 식품 정보 ··· 명태**
>
> 명태만큼 다양한 이름을 가진 것도 드물다. 가공 상태에 따라 살아 있는 것은 생태, 얼린 것은 동태, 말린 것은 북어이다. 북어는 또 강원도 고랭지에서 말린 황태와 동해안 내륙에서 말린 먹태가 있다. 북어는 생태보다 단백질은 세 배, 칼슘, 인, 칼륨 같은 무기질은 두 배 정도 많다.

속 시원한 콩나물국

재료 (4인분)
다시 멸치 100g
콩나물 300g
천일염 약간

① 다시 멸치는 내장과 머리를 제거한 뒤 찬물을 부어 끓인다.
② 콩나물은 꼬리를 떼고 가는 파는 4cm 길이로 썬다.
③ ①에 콩나물을 넣고 어느 정도 익으면 파, 다진 마늘, 천일염으로 간한다.

시원한 굴냄비

재료 (4인분)
굴 1컵, 두부 1/2모,
배춧잎 3장, 호박 1/2개
간장 2큰술
들깨가루 1큰술
파 · 마늘 · 생강 약간
다시마국물(멸치국물)

① 굴은 소금에 살살 흔들어 가면서 씻어 굴에 붙은 껍질을 떼어 낸다.
② 미리 손질해둔 배춧잎, 파, 호박을 갖은 양념하여 간이 배게 한다.
③ 냄비에 굴과 두부, 양념한 야채를 보기 좋게 담고, 미리 간해 다시마국물(멸치국물)을 붓는다.

> **알고 먹으면 더 좋은 식품 정보 · · · 굴**
> 바다의 보약이라는 굴은 아미노산이 많은 음성식품이다. 또한 철분이 시금치의 두 배나 된다. 강장제이자 간질환에도 효과가 있다. 열을 가하는 것보다 레몬즙이나 초고추장과 함께 날로 먹는 것이 좋다.

입맛 돋구는 무침과 볶음 요리

식단명	주재료
가지나물	가지, 들기름, 고춧가루, 파, 마늘, 간장
더덕무침	더덕, 소금, 아카시아꿀, 레몬즙
배추무침	배추, 들기름, 고춧가루, 파, 마늘, 소금
미역오이초무침	미역, 오이, 파, 마늘, 설탕, 식초, 소금
물미역무침	물미역, 오이, 들기름, 마늘, 파, 소금
숙주무침	숙주, 들기름, 파, 마늘, 소금
상치겉절이	상치, 고춧가루, 파, 마늘, 된장, 고추장
오이생채	오이, 식초, 설탕, 고춧가루, 마늘, 소금

요리	재료
시금치무침	시금치, 파, 마늘, 소금, 들깨
오징어무침	물오징어, 양배추, 오이, 고춧가루, 파, 마늘, 식초, 설탕
청포묵무침	청포묵, 오이, 마늘, 들깨, 들기름, 소금
콩나물무침	콩나물, 고춧가루, 마늘, 소금, 파
배추새우초나물	배추, 오이, 마른새우, 간장, 마늘
두부냉채	두부, 오이, 식초, 설탕, 간장, 마늘
상추말이	상추, 깻잎, 오이, 된장
양배추오이생채	양배추, 오이, 양념장
소라오이생채	소라, 오이, 식초, 설탕, 소금
노각생채	늙은오이, 소금, 파, 마늘, 식초, 고추장
생미역새우무침	생미역, 새우, 식초, 간장, 소금, 파
호박나물	호박, 파, 마늘, 들기름, 새우젓, 들깨
오징어홍합볶음	오징어, 홍합, 콩기름, 물녹말, 소금, 후추
굴두부볶음	굴, 두부, 물녹말, 콩기름, 소금, 후추
낙지볶음	낙지, 고추장, 고춧가루, 파, 마늘, 설탕, 콩기름
북어완자찜	북어, (돼지고기), 두부, 설탕, 파, 마늘, 들기름, 들깨
껍질콩볶음	껍질콩, (돼지고기), 콩기름, 물녹말, 소금, 후추
돼지간볶음	돼지간, 마늘, 파, 콩기름, 설탕, 간장, 생강즙, 녹말가루
족채	돼지족편, 숙주, 배, 콩기름, 초장
가지볶음	가지, 콩기름, 마늘, 간장, 소금
고구마줄기볶음	고구마줄기, 콩기름, 마늘, 간장, 소금
깻잎볶음	깻잎, 콩기름, 마늘, 간장, 소금
멸치볶음	멸치, 물엿, 콩기름, 간장
북어채볶음	북어채, 콩기름, 간장, 설탕

제육볶음	돼지고기, 고추장, 콩기름, 파, 마늘, 생강, 설탕
오이볶음	오이, 콩기름, 마늘, 소금
게살볶음	게살, 껍질콩, 콩기름, 간장, 소금, 후추, 설탕
호배추볶음	호배추, 붉은고추, 콩기름, 식초, 소금, 설탕
오색야채무침	양배추, 오이, 설탕, 식초, 소금
북어보푸라기	북어, 설탕, 간장, 들기름, 들깨
오이소박이	오이, 마늘, 생강, 새우젓, 고춧가루, 소금
오이지무침	오이지, 고춧가루, 파, 마늘, 들깨, 설탕, 들기름
민어채	민어살, 오이, 상추, 녹말가루, 초고추장
깨즙채	곤약, 오이, 다시마, 두부, 들깨, 소금, 간장, 설탕
고들빼기김치	고들빼기, 멸치젓, 고춧가루, 실파, 마늘, 생강
봄동겉절이	봄동, 파, 멸치젓, 고춧가루, 마늘
가지장아찌	가지, 소금, 진간장, 고춧가루, 파, 마늘, 들깨
꽃게장	꽃게, 진간장, 고춧가루, 파, 마늘, 생강, 설탕, 식초
삼합장과	전복, 홍합, 해삼, 파, 마늘, 진간장, 설탕, 들기름
오징어초회	물오징어, 생미역, 오이, 식초, 소금, 진간장, 설탕
해초조개무침	모듬해초, 조갯살, 식초, 설탕, 진간장, 소금
해파리오이무침	해파리, 오이, 진간장, 식초, 설탕, 파, 마늘
고구마순멸치볶음	고구마순, 멸치, 마늘, 생강, 소금, 콩기름
아욱조개무침	아욱, 조개살, 소금, 된장, 파, 마늘, 들기름
마른호박나물	마른호박, 들깨, 파, 마늘, 소금, 들기름
봄동오이김치	봄동, 오이, 소금, 파, 마늘, 생강, 고춧가루, 멸치젓
가지새우살볶음	가지, 새우, 마늘, 소금, 콩기름
물다시마무침	염장다시마, 맛고추장, 레몬즙

마른새우곤약볶음	마른새우, 곤약, 콩기름, 간장, 설탕, 물, 소금
간장게장	바다참게, 진간장, 소금, 설탕, 마늘, 생강, 고추
두부명란젓무침	두부, 명란젓, 마늘, 파, 들기름, 들깨
홍어회	홍어, 오이, 고추장, 고춧가루, 파, 마늘, 설탕, 식초
더덕장아찌무침	더덕, 된장, 파, 마늘, 들기름
오이나물	오이, 파, 마늘, 실고추, 들기름
두부김치	두부, (돼지고기), 배추김치, 파, 마늘
가지나물	가지, 숙주, 파, 마늘, 소금, 고춧가루, 들기름, 들깨
메밀묵무침	메밀묵, 양념장
두부냉채	두부, 오이, 숙주, 생미역, 고추, 간장, 마늘, 소금
깻잎장아찌	깻잎, 간장, 고춧가루, 파, 마늘
오이장아찌	오이지, 고추, 실파, 마늘, 설탕, 들기름
우엉흰콩조림	우엉, 흰콩, (돼지고기), 콩기름, 간장, 소금, 설탕
황석어젓무침	황석어, 고추, 파, 마늘

 전복, 홍합, 해삼으로 만든 **삼합장과**

재료 (4인분)
전복 2마리
홍합 1/2컵
마른 해삼 1마리
간장 3큰술
생강 소량
올리고당 1큰술1/2

① 전복은 껍질째 끓는 물에 살짝 데친 다음 살만 발라 어슷하게 저민다.
② 홍합은 연한 소금물에 흔들어 씻어 끓는 물에 살짝 데친다.
③ 해삼은 충분히 불려 넙적하게 저민다.
④ 냄비에 간장과 설탕을 넣어 팔팔 끓인 뒤 전복과 홍합, 해삼을 넣어 은근하게 조린다.
⑤ 국물이 반쯤 줄면 파, 마늘, 생강을 넣고 졸인다.

입맛 살리는 **황석어젓무침**

재료 (4인분)

황석어 2마리
소금
물
고춧가루
들기름 1큰술

① 황석어를 소금물에 담가 깨끗하게 손질한 뒤 물기가 빠지면 항아리 바닥에 소금을 깔고 황석어의 아가미와 입에 소금을 듬뿍 넣어 차곡차곡 담는다.
② 물 10컵에 소금 3/4의 비율로 소금물을 만들어 끓인 다음 고운 체에 받쳐 맑은 국물만 항아리에 붓고 꼭 봉해서 서늘한 곳에서 식힌다.
③ 잘 삭은 황석어젓은 잘게 썰거나 살만 발라서 고춧가루, 들기름으로 고루 무친다. 한꺼번에 많이 무치면 맛이 오래 지속되지 못하므로 조금씩 무친다.

 물리지 않는 밑반찬 **우엉 흰콩조림**

재료 (4인분)

우엉 1뿌리
흰콩(불린 것) 1/2 컵
(돼지고기 60g)
간장
소금
물엿
콩기름

① 우엉을 껍질 벗겨서 각지게 썰어 끓는 물에 식초, 천일염을 넣어 삶아낸다.
② 콩은 하루 전쯤 불렸다가 껍질을 벗긴 후 끓는 물에 넣어 삶는다.
③ (고기)는 얇게 썰어 천일염, 후추를 뿌려둔다(후추는 사용하지 않아도 됨).
④ 냄비에 콩기름을 두르고 (고기)를 볶다가 우엉과 콩을 넣어 볶는다. 물 1/2컵과 설탕을 넣어 끓인다. 국물이 반쯤 줄어들면 (볶은 고기)와 간장을 약간 넣어 간을 맞춘 후 그릇에 담아낸다.

알고 먹으면 더 좋은 식품 정보 · · · 우엉

녹말과 섬유질, 칼슘과 철분 등 무기질이 풍부한 우엉은 이눌린이란 성분이 이뇨작용을 돕는다. 껍질쪽에 특유의 향이 나기 때문에 칼로 벗기지 말고 수세미나 솔로 문질러 씻는 것이 좋다. 식초물에 담가두면 갈색으로 변하는 것을 막을 수 있으며 삶으면 푸른색으로 변하는 데 해로운 것은 아니다.

고기 완자를 넣은 북어찜

재료 (4인분)
북어 2마리, 두부 1/4모
돼지고기 200g
고기양념 (간장 1큰술,
천일염, 소금 1큰술,
올리고당 1/2큰술,
들기름, 들깨)

① 북어는 껍질 있는 북어포를 선택하여 씻어 살짝 불려 머리와 뼈 지느러미를 없앤 후 4cm 길이로 자른다.
② 고기는 곱게 다지고 두부는 으깨어 물기를 꼭 짠다. 고기양념을 만들어 고기와 두부를 합하여 양념한다.
③ ②의 고기는 동글납작하게 빚어 기름 두른 팬에 지져낸다.
④ 냄비에 북어와 고기완자를 담고 양념을 얹어 물을 잠길 만큼을 붓고 불에 올려 가끔씩 뒤적이면서 약한 불에서 조린다.

 ## 삼겹살의 색다른 맛 동파육

재료 (4인분)
삼겹살 400g
생강 1/2톨
청경채 80g
조림장(물 3컵,
올리고당 2큰술,
간장 2큰술1/2)

① 삼겹살은 기름기를 떼내고 대파와 저민 생강, 마늘을 얹고 찜통에 넣고 40분 정도 찐다.
② 찐 삼겹살은 1.5cm두께로 큼직하게 썰어서 팬에 기름을 두르고 앞 뒤 노릇하게 굽는다.
③ 냄비에 물, 설탕, 간장, 저민 생강을 넣고 ②의 구운 고기를 넣고 약한 불에서 국물이 다 졸아들 때까지 조린다.
④ 청경채는 끓는 물에 소금을 약간 넣고 데쳐서 찬물에 헹구어 준비한 기름에 볶으면서 소금으로 간한다.
⑤ 그릇에 ③의 조린 고기를 담고 청경채를 곁들인다.

알고 먹으면 더 좋은 식품 정보 . . . 돼지고기

찬 성질을 지닌 돼지는 온화한 기후를 좋아하는 음성 동물이다. 야생 멧돼지는 사육한 일반 돼지보다는 양성을 띈다. 근육보다는 내장기관에 더 많은 영양소를 가지고 있다. 돼지고기를 구워 먹을 때는 김치를 곁들이면 발암물질의 생성을 막을 수 있다.
좋은 삼겹살을 고를 때는 선명한 붉은 색을 띄고 자른 면이 고르고 오돌뼈가 선명하게 드러난 것을 고른다.

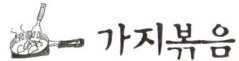 가지볶음

재료 (4인분)
가지 4개, 진간장 2큰술
다진 마늘 2작은술
콩기름, 들깨

① 가지는 깨끗이 씻어 꼭지를 떼고 5cm길이로 썬 다음 반을 갈라 다시 길이로 나박나박하게 썬다.
② 팬에 기름을 두르고 뜨거워지면 준비한 가지를 넣어 볶다가 분량의 양념을 넣고 잠깐 볶는다.

> **알고 먹으면 더 좋은 식품 정보...가지**
> 가지를 요리할 때는 발암물질을 억제하는 도리푸신 성분이 파괴되지 않도록 적당하게 가열해야 한다. 너무 쪄도 안 되고, 덜 쪄도 안 된다.

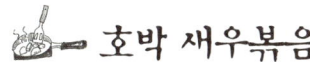 호박 새우볶음

재료 (4인분)
애호박 1개
새우(中) 10마리
볶음양념(새우젓 국물 2큰술)
무침양념(들기름 1/2큰술, 들깨가루 1/2큰술)

① 애호박은 가는 것으로 골라 0.5cm두께로 썬다.
② 새우는 껍질을 벗겨내고 등에 있는 내장을 꺼낸 후 옆으로 뉘어 칼로 저민다.
③ 팬에 콩기름을 두르고 호박과 새우를 볶다가 볶음양념을 넣어 볶아내어 차게 식힌다.
④ 차게 식힌 호박에 무침양념을 넣어 섞은 뒤 접시에 담아 낸다.

> **알고 먹으면 더 좋은 식품 정보...호박**
> 대표적인 음성 식품인 호박은 노화방지 효과가 높은 베타카로틴이 많은 녹황색 채소로 특히 늙은 호박에 약리 작용이 많다. 호박에는 비타민 C를 파괴하는 아스코르비나제가 들어 있지만 열에 매우 약해 삶거나 쪄서 먹으면 문제 되지 않는다. 호박은 독성물질로 인해 몸이 붓는 것을 예방 치료한다.

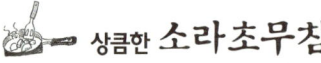 상큼한 **소라초무침**

재료 (4인분)
소라 5개, 오이 110g,
단촛물(다진 마늘 1작은술, 올리고당 1큰술, 식초 1큰술1/2, 소금 1작은술)

① 소라는 껍질이 붙어 있는 것을 구입해 끓는 물에 삶아내서 젓가락으로 소라살을 찍어 꺼낸 다음 깨끗이 씻어서 얄팍하게 썬다.
② 오이는 둥글고 얄팍하게 썬다.
③ 단촛물에 준비된 재료를 무쳐 담아낸다.
※ 소라살은 너무 오래 익으면 질겨지므로 살짝 삶아야 연하고 맛있다.

> **알고 먹으면 더 좋은 식품 정보 · · · 오이**
>
> 97%가 물로 이루어진 오이는 강한 음성식품이다. 오이에는 비타민 C를 파괴하는 효소(아스코르비나아제)가 들어 있다. 따라서 오이즙 같은 것을 비타민 C가 많은 식품과 혼식하면 영양소가 손실된다. 그러나 식초나 간장을 섞으면 그 작용이 중지된다. 오이의 쓴맛은 병충해를 막기 위해 스스로 만들어 낸 물질로 주로 끝 부분에 몰려 있으므로 조리시 끝을 잘라내고 먹는다. 오이는 피로에 지친 신경과 근육을 활성화시키는 효과가 있어 등산 중에 오이를 먹는 것은 좋은 피로 해소법이다.

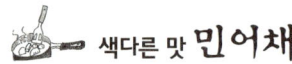 색다른 맛 **민어채**

재료 (4인분)
민어 1마리
소금
오이 1개
고구마녹말가루 5큰술
붉은 고추
초간장(간장 3큰술, 식초 2큰술)

① 민어는 싱싱한 것으로 골라 포를 떠서 껍질을 벗기고 한입 크기의 전감으로 뜬 뒤 소금을 살짝 뿌려 물기가 빠지도록 채반이나 소쿠리에 담아 놓는다.
② 오이는 3cm 길이로 껍질째 도톰하게 썰어 소금간을 하고 붉은 고추는 갈라 씨를 빼고 3cm 길이로 썬다.
③ 민어와 오이, 고추는 모두 물기를 말끔히 없앤 뒤 고구마 녹말가루를 고루 묻혀 끓는 물에 넣는다. 떠오르면 건져 찬물에 씻어 헹군다. 그릇에 어울리게 담고 초간장을 따로 담아낸다.

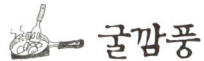 굴깜풍

재료 (4인분)
굴 40개
고구마녹말가루 1큰술
청주 2큰술
소금
간장 1큰술
들기름 1/2큰술
올리고당 1큰술

① 굴은 싱싱한 것으로 준비해 살만 발라서 연한 소금물에 흔들어 씻어 물기를 빼고, 굴껍질은 깨끗이 씻는다. 마른 붉은 고추와 파는 송송 썰고 마늘은 곱게 다진다.
② 굴의 물기가 빠지면 고구마 녹말가루를 입혀 끓는 기름에 데치듯이 볶아 건진다.
③ 다시 팬에 기름을 두르고 고추와 파, 마늘을 넣어 볶는다. 매콤한 맛이 우러나면 간장과 설탕, 후추로 양념한 다음 기름에 볶은 굴을 넣어 잘 버무리듯 섞는다.
④ 굴에 매콤한 맛이 배면 들기름을 뿌려 향을 돋구어 굴깜풍을 완성한다. 따뜻하게 데운 굴껍질에 굴깜풍을 담아낸다.

 상차림을 풍성하게 하는 조림과 찜

식단명	주재료
가지찜	(돼지고기), 가지, 밀가루, 생강, 파, 마늘
게찜	꽃게, 두부, (돼지고기), 파, 마늘, 생강, 소금, 밀가루
깻잎찜	깻잎, 파, 마늘, 진간장, 고춧가루, 실고추
꼬막조개찜	꼬막, 간장, 파, 마늘, 고춧가루, 들깨, 들기름
대합찜	대합, 조개살, 파, 소금, 후추, 두부
돼지머리편육	돼지고기, 생강, 파
돼지고기갈비찜	돼지갈비, 간장, 설탕, 파, 마늘, 생강즙
배추찜	녹말가루, 미림, 간장, 소금, 배춧잎, (돼지고기), 파, 마늘, 생강즙
북어찜	북어, 간장, 파, 마늘, 들기름, 설탕, 고춧가루
새우찜	새우, (돼지고기), 오이, 실고추, 간장, 파, 마늘, 설탕, 들기름

소라찜	소라, 간장, 파, 마늘, 들기름, 소금, 실파, 실고추
토란찜	토란, 멸치장국, 진간장, 고추장
김치말이고기찜	두부, 돼지고기, 파, 마늘, 녹말가루, 소금, 후추, 배추김치
양배추말이쌈	양배추, 두부, 시금치, 숙주, 배추김치, 소금, 돼지고기
가자미조림	가자미, 고춧가루, 파, 마늘, 생강, 간장, 설탕
깻잎조림	깻잎, 들기름, 고춧가루, 파, 마늘, 간장, 설탕
두부조림	두부, 콩기름, 간장, 설탕, 파, 마늘
북어조림	북어, 콩기름, 간장, 설탕, 고춧가루, 파, 마늘
마른새우조림	마른새우, 콩기름, 마늘, 설탕, 간장
우엉조림	우엉, 콩기름, 간장, 설탕
콩자반	콩, 콩기름, 간장, 설탕
제육장조림	돼지고기, 건고추, 파, 마늘, 생강, 간장, 설탕
홍합조림	홍합살, 콩기름, 파, 마늘, 간장, 설탕
마른오징어조림	마른오징어, 풋고추, 들기름, 물, 진간장, 설탕, 파, 마늘, 후추
토란조림	토란, 홍고추, 간장, 설탕, 들깨
고등어된장조림	고등어, 생강, 국멸치, 설탕, 소금, 된장
마른조갯살조림	조갯살, (돼지고기), 간장, 설탕, 파, 마늘
오징어순대	물오징어, 두부, 숙주, 고추, 돼지고기, 초장
미더덕찜	미더덕, 콩나물, 파, 들기름, 진간장
자반고등어찜	자반, 쌀뜨물, 파, 마늘, 생강
콩나물장조림	콩나물, 멸치, 물엿, 마늘, 간장, 들기름
콩(돼지고기)조림	(다진돼지고기), 불린흰콩, 소금, 마늘, 생강, 간장, 고춧가루, 설탕
조갯살소라장조림	바지락조갯살, 소라, 간장, 고추장, 물엿, 들기름
꼬막조개찜	꼬막조개, 된장, 파, 마늘, 들기름

호박새우찜	호박, 새우젓, 붉은고추, 마늘, 소금
갈치조림	갈치, 초고추장, 고추, 간장, 설탕, 파, 마늘, 생강
고등어 조림	자반고등어, 쌀뜨물, 붉은고추, 파, 마늘, 생강
토란조림	토란, 고추, 멸치국물, 간장, 물엿
우엉 조림	우엉, 붉은고추, 간장, 설탕, 식용유
단호박풋콩조림	단호박, 풋콩, 장국, 간장, 소금, 설탕
갈치포조림	갈치포, 간장, 파, 마늘, 생강, 설탕, 콩기름

콩나물장조림

재료 (4인분)
콩나물 400g
멸치 60g
물엿 2큰술
들기름 1큰술

① 콩나물은 깨끗이 손질해 삶아둔다.
② 팬에 식용유를 두르고 멸치를 볶는다.
③ 팬에 콩나물과 멸치를 넣고 마늘, 물엿을 넣고 조린 다음 들기름을 넣고 살짝 조려준다.

소라찜

재료 (4인분)
소라 20개
간장 1/2큰술
밀가루 1/2큰술
들깨가루 1/2큰술
고춧가루

① 소라를 깨끗이 씻은 후 알과 내장을 떼어낸 뒤 얇게 저민다.
② 소라살에 물을 자작하게 붓고 간장을 넣어 끓이다가 마늘, 파를 넣는다.
③ 밀가루와 들깨가루, 고춧가루를 섞은 후 걸쭉하게 갠다.
④ ②에 ③을 부어 잠시 뜸을 들인 다음 소라껍질 안에 담아낸다.

양배추와 깻잎을 곁들인 삼치조림

재료 (4인분)
삼치 1마리
조림장(물 1/2컵, 설탕 1큰술, 간장 1/4 컵)
양배추 350g
깻잎 2묶음, 천일염
단촛물(물 1컵1/2, 설탕 1/2컵, 식초 1/2컵, 천일염 1큰술)

① 삼치 1마리를 3장 뜨기로 포를 떠 6토막을 내 준비한다.
② 조림장을 냄비에 넣고 끓어오르면 생선을 넣은 후 조린다.
③ 양배추는 한 장씩 떼어내어 줄기부분은 칼로 얄팍하게 떠내서 소금에 절인 후 깨끗이 씻어 밀폐된 사각통에 양배추, 깻잎 순으로 한 켜씩 차곡차곡 놓고 단촛물을 만들어 부어 하룻밤 잰 뒤 꺼내어 한입 크기로 썬다.
④ 접시에 삼치와 양배추를 초절이 옆에 담아낸다.

 ## 달콤한 고구마콩조림

재료 (4인분)
고구마 200g
흰콩 1/2컵
강낭콩 1/3컵
간장 2큰술
물엿 1/2큰술

① 흰콩과 강낭콩을 물에 불려서 흰콩은 껍질을 벗기고 강낭콩은 무르게 삶는다.
② 고구마는 껍질을 벗겨 사방 1cm의 주사위 모양으로 썰어 물에 담갔다 건진다.
③ 간장 2큰술, 물 1컵, 물엿 1/2큰술을 섞은 물에 흰콩과 강낭콩을 넣어 조린다. 국물이 반으로 졸면 고구마를 넣고 콩비린내가 나지 않도록 조린다.

> **알고 먹으면 더 좋은 식품 정보 · · · 고구마**
>
> 본래 차가운 성질을 가진 고구마는 햇빛이 잘 들고 물 빠짐이 좋은 모래가 많은 토양에서 잘 자라는 음성식품이다. 암을 예방하는 베타카로틴이 녹황색 채소 가운데 가장 풍부하다. 혈중 콜레스테롤을 낮추는 효과도 있다. 고구마는 단맛이 있어 간식이나 주식 대용으로 알맞은데 60도까지 서서히 가열하면 고구마에 들어있는 아밀라제에 의해 당화가 진행되어 단맛이 증가되므로 찌거나 굽는 요리법을 주로 이용한다. 고구마는 껍질째 먹는 것이 좋고 김치와 함께 오래 씹어 먹는 게 소화에 좋다.

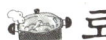 단호박 풋콩조림

재료 (4인분)
단호박 1/2개, 풋콩 1/2컵
다시 장국 1/2컵
진간장 1큰술
천일염
올리고당 1큰술

① 단호박은 잘 익은 것으로 골라 반을 갈라 껍질을 두툼하게 저며 썬 다음 씨를 파내고 큼직하게 썬다.
② 냄비에 호박을 담고 다시 장국을 담고 자작하게 부어 끓이다가 익기 시작하면 풋콩을 넣는다.
③ 호박과 풋콩이 거의 익으면 간장과 소금으로 간을 맞추고 올리고당으로 맛을 낸다.

토란조림

재료 (4인분)
토란 400g
껍질콩 50g
진간장 3큰술
올리고당 1큰술

① 토란은 껍질을 벗겨 둥글둥글하게 칼로 다듬은 다음 소금물이나 쌀뜨물에 삶아 헹군다.
② 껍질콩은 어슷하게 이등분하여 천일염을 조금 탄 끓는 물에 살짝 데쳐 찬물에 재빨리 헹군다.
③ 냄비에 진간장과 올리고당, 물을 넣어 끓기 시작하면 토란을 넣는다.
④ 조림장이 다시 끓기 시작하면 불을 약하게 줄여 천천히 조리다가 껍질콩을 넣고 조림장이 바싹 졸아들 때까지 조린다.

색다른 구이와 튀김

식단명	주재료
가자미튀김(구이)	가자미, 콩기름, 소금, 튀김가루
갈치(망둥어)튀김	갈치(망둥어), 콩기름, 소금, 튀김가루
도루묵튀김	도루묵, 콩기름, 소금, 튀김가루

고구마튀김	고구마, 튀김가루, 콩기름, 소금
깻잎튀김	깻잎, 튀김가루, 소금, 콩기름
명태튀김	명태, 튀김가루, 소금, 후추, 콩기름
새우튀김	새우, 튀김가루, 소금, 콩기름
제육튀김	돼지고기, 튀김가루, 콩기름, 생강, 후추, 소금
이면수튀김	이면수, 튀김가루, 소금, 후추, 콩기름
탕수육	돼지고기, 오이, 호박, 콩기름, 배추, 녹말가루, 식초, 설탕, 간장
굴튀김	굴, 튀김가루, 콩기름, 소금
물오징어튀김	오징어, 튀김가루, 콩기름
새우식빵튀김	식빵, 새우, 소금, 후추, 녹말가루, 밀가루, 콩기름
가지양념구이	가지, 외간장, 설탕, 들깨
더덕구이	더덕, 파, 마늘, 고추장, 간장, 설탕
뱅어포구이	뱅어포, 고춧가루, 파, 마늘, 설탕, 간장
오징어불고기	오징어, 고추장, 간장, 설탕, 파, 마늘
매듭자반	다시마, 땅콩, 설탕, 콩기름
조개양념장구이	대합, 고추, 고춧가루, 진간장, 파, 마늘, 들기름
조기양념구이	조기, 소금, 파, 마늘, 생강, 진간장, 설탕, 고춧가루, 콩기름
병어양념구이	병어, 소금, 파, 마늘, 생강, 진간장, 설탕, 고추가루, 콩기름
녹두전	녹두, 김치, 조갯살, 숙주, 들기름, 소금, 후추
해물전	조갯살, 오징어, 소금, 콩기름, 우리밀가루
굴산적	생굴, 실파, 간장, 고춧가루, 소금, 콩기름
김치적	배추김치, 우리밀가루, 콩기름
호박전	호박, 소금, 콩기름, 우리밀가루
가지전	가지, 우리밀가루, 콩기름

생선전	흰살생선, 우리밀가루, 콩기름, 후추, 소금
콩빈대떡	흰콩, 우리밀가루, 소금, 숙주, 배추, 고추, 파, 붉은양배추

향긋한 더덕구이

재료 (4인분)
더덕 200g, 파, 마늘
고추장, 간장 1작은술
올리고당

① 더덕은 껍질을 벗겨 방망이로 두들겨 넓게 편다.
② 더덕에 고추장, 간장, 올리고당, 파, 마늘 다진 것으로 양념장을 만든다.
③ 양념장을 바른 더덕을 석쇠에 구워 먹기 좋게 썰어 낸다

> **알고 먹으면 더 좋은 식품 정보... 더덕**
> 맛과 향이 뛰어난 더덕은 양체질 사람들에게 인삼을 대신할 수 있는 음성 식품으로 섬유질이 많고 칼슘과 철분, 비타민 B_1이 풍부하다.

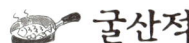 굴산적

재료 (4인분)
생굴 40개
간장 1큰술, 고춧가루
소금, 콩기름

① 굴은 소금에 흔들어 씻어 끓는 물에 살짝 데쳐 물기를 뺀다.
② 간장, 고춧가루로 양념장을 만든다.
③ 굴을 꼬치에 꽂는다.
④ 프라이팬에 콩기름을 두르고 양념장을 고루 바른 굴을 노릇노릇하게 굽는다.

쫄깃쫄깃한 오징어불고기

재료 (4인분)
오징어 2마리
간장 1/2큰술, 된장 2큰술
올리고당 1큰술

① 오징어는 껍질을 벗겨 안쪽에 대각선으로 칼집을 넣은 뒤 먹기 좋은 크기로 썬다.
② 간장, 올리고당, 된장으로 양념장을 만든다.
③ 오징어를 양념장에 버무려 프라이팬에 볶아낸다.

알고 먹으면 더 좋은 식품 정보 . . . 오징어

약한 음성 식품인 오징어는 타우린산이 다량 함유되어 정력증진과 피로회복에 좋다. 흔히 오징어에는 콜레스테롤이 많은 것으로 알려져 있으나 악성 콜레스테롤을 분해하는 양질의 콜레스테롤과 단백질 분해 효소가 함께 들어 있으므로 크게 걱정하지 않아도 된다. 오징어에 든 단백질 분해효소는 57℃에서 효능이 극대화 되므로 삶을 때 적절하게 온도를 맞추도록 한다. 고온에서 너무 오래 삶은 것은 뻣뻣해져 맛도 나쁘고 영양도 줄어든다.

체질에 맞는 제철식품 찾아보기

제철식품 음양 따라 골라먹기

　요즘은 과일과 채소에 제철음식이란 말이 무색하다. 온실재배와 화학비료 또 유전자 조작식품까지 과학의 발달은 자연의 조건을 극복하고 얼마든지 식물의 성장조건에 맞추어 대량생산을 가능하게 했다.
　그러나 우리가 음식을 먹는 것은 단지 입을 즐겁게 하고 배를 채우기 위한 것만이 아니다. 섭생을 실천하는 것은 음식을 통해 자연과 화합하고 생명 에너지를 몸 안에 받아들이고자 함이다. 진정으로 먹을거리를 통해 온갖 질병에 찌든 현대인의 몸을 치유하고자 한다면 이제는 정말 제대로 된 착한 먹을거리를 찾는 혜안이 필요하다.
　자연식, 전체식, 생식을 추구하는 섭생식단에서는 굳이 신토불이란 말을 떠올리지 않더라도 자연 그대로 제철에 땅에서 난 과일과 채소를 찾아 먹는 일이 가장 좋은 보약이다.

음체질에 좋은 제철식품

	1월	2월	3월	4월	5월	6월	7월	8월	9월	10월	11월	12월
과일류	레몬 ────────						복숭아 ──── 수박 ────		무화과 ──── 석류 ────	사과 ────────		
채소류	당근 ────	달래 ──── 쑥 ────	미나리 ──── 쪽파 ────	죽순 ──── 쑥갓 ──── 두릅 ────	고사리 ──────────── 아스파라거스 ──── 도라지 ────	당근 ──────────── 두릅 ──── 토마토 ──────── 감자 ──── 부추 ──── 고추 ────			무 ──── 송이 ────	김장파 ────────	당근 ────	
				취나물 ────────────		열무 ────						

146 약이 되는 체질밥상

	1월	2월	3월	4월	5월	6월	7월	8월	9월	10월	11월	12월
어패류								미꾸라지				
			빙어									
		송어										
								연어				
			가물치									
	재첩									재첩		

양체질에 좋은 제철식품

	1월	2월	3월	4월	5월	6월	7월	8월	9월	10월	11월	12월
과일류	밀감										밀감	
					여름귤							
					딸기							
							자두					
							참외					
							메론					
								포도				
									감			
									배			
채소류	콩나물											
	우엉								우엉			
				시금치							시금치	
				더덕						더덕		

	1월	2월	3월	4월	5월	6월	7월	8월	9월	10월	11월	12월
채소류						양배추					배추	
					아욱							
						오이						
						깻잎						
							가지					
							애호박					
								고구마				
									토란			
							근대					
어패류					조기							
				고등어				고등어				
	정어리								정어리			
	명태											
	청어			전복				해삼				
	넙치											
	삼치								삼치			
								꽁치				
	가자미								가자미			
	아귀										아귀	
	홍어				홍어						홍어	
			대합				대합					
	굴		바지락							굴		
					오징어			오징어				
	낙지										낙지	
							해파리					
							멸치					

가장 좋은 것을 골라 먹어라

아래 표는 똑같은 식품이라도 가공 상태에 따라 식품의 질이 얼마나 달라지는지를 한눈에 보여준다. 가능한 자연 그대로의 상태로, 식품 고유의 맛과 향, 자연으로부터 전해받은 생명의 기운이 충만한 식품을 골라야 한다.

	1등급 꼭 먹어야 할 것	2등급 먹으면 좋은 것	3등급 먹어도 괜찮은 것	4등급 적게 먹어야 할 것	5등급 가능한 먹지 말아야 할 것
내용	자연 그대로의 식품 ▶ 세척 후 냉장 보관한 것 ▶ 껍질 벗긴 열대과실 ▶ 외피제거, 또는 발아시킨 곡류·외피 제거한 견과류	최소한의 손질을 한 생식품 ▶ 칼질·깎기 강판에 갈기 거칠게 깎기·압착 껍질 벗김·가루 ▶ 유산균에 의한 발효 ▶ 자연건조 ▶ 냉동건조의 과정을 거친 식품	가열조리가 필요한 식품 ▶ 볶기·식품 자체의 수분을 가열 (찜·굽기·저온살균·가온압착·가열건조)	가공처리한 식품 ▶ 씨눈 제거·여과 도정한 백미 ▶ 튀김·초고온 멸균 분사건조 진공 저장한 식품 ▶ 알콜·설탕·소금 ▶ 보존료 첨가·착색 탈색·탈향·정화 미화·추출한 식품	추출한 식품 ▶ 증류·정제·추출 합성품·가공품 ▶ 장기 저장이 가능한 식품
곡류	▶ 발아시킨 곡류 ▶ 밀, 호밀, 보리 귀리	▶ 거칠게 간 전곡 ▶ 통밀가루(호밀가루) ▶ 배아 부분 포함해 압착시킨 것 ▶ 먹기 직전 빻아서 불린 것	▶ 가열한 곡분 (죽·스프·볶은 곡식·전곡압편) ▶ 통밀가루로 만든 빵·생과자·건빵류 등	▶ 백미 ▶ 씨눈 제거한 압곡편 ▶ 밀가루·밀기울 ▶ 콘플레이크·빵 건빵·백밀가루 음식	▶ 정제당(과당, 포도당, 유당, 당 대체물) ▶ 정제전분·정제식이섬유·정제단백질·정제비타민 ▶ 정제알코올·체중조절약재
채소류	▶ 식물의 꽃·잎 줄기채소 열매채소 뿌리채소	▶ 잘게 자른 신선한 채소 ▶ 젖산발효채소(김치) ▶ 채소생즙 ▶ 콩 발아식품 (콩나물, 숙주나물) ▶ 젖산발효버섯	▶ 가열한 채소 채소즙 ▶ 가열한 콩류·감자 ▶ 냉동 채소·두부 ▶ 익힌 버섯	▶ 채소통조림 ▶ 압출대두육(콩고기) ▶ 버섯통조림	▶ 추출한 백설탕과 황설탕 ▶ 전분과 단백질 추출식품 ▶ 섬유화대두육
과일류	▶ 과일과 견과류	▶ 잘게 자른 생과일 ▶ 생과실즙	▶ 가열저장 과일 냉동 과일 ▶ 가열 과실즙	▶ 과일 통조림, 과실 즙음료	▶ 추출해서 만든 팩틴·알콜, 효소 아로마 과실즙 음료
오일 열매	▶ 오일 열매 ▶ 식물열매(해바	▶ 정제하지 않은 냉압착유 ▶ 견과류 즉석에서 간 것	▶ 경화하지 않은 식물성 마가린(냉압착유)	▶ 가열압착·추출정제한 기름(시중에	▶ 여러 번 가열한 튀김류

분류	1등급	2등급	3등급	4등급	5등급
	라기씨, 참깨) ▶ 견과류(아몬드, 개암나무 열매, 호두, 땅콩 등)	▶ 씨앗 압착유 그대로	▶ 식물성지방·식물이나 견과류 씨앗, 볶은 견과류 씨앗	유통되는 일반 식용유) ▶ 쇼트닝지방(튀김유, 조리용기름)	▶ 정제 설탕을 넣은 견과류 제품
우유	▶ 생우유	▶ 생우유제품 (발효유, 응고유, 요구르트, 생크림, 버터, 생유치즈, 유청)	▶ 저온살균유 발효유·요구르트, 치즈, 생크림, 버터유, 유청	▶ 초고온 가열유 ▶ 탈지유, 농축유 분유, 저장치즈 연치즈, 유청분말	▶ 카제인, 유청 단백질 추출 유당 ▶ 합성 비타민 ▶ 멸균유 ▶ 추출 레시틴 정제당 포함한 아이스크림
육류 생선 난류			▶ 가열한 육류 가열한 생선 가열한 난류	▶ 가공육제품, 햄 소시지류 내장, 저장육 ▶ 저장생선, 난분말	▶ 추출단백질 ▶ 돼지기름
음료	▶ 생수(검사를 마친 것) ▶ 생광천수	▶ 우물물(정기적인 검사) ▶ 염소 첨가하지 않은 수돗물 ▶ 약초차·열매차	▶ 음료수(광천수) ▶ 엽차 ▶ 카카오	▶ 염소 처리된 수돗물 ▶ 카카오와 초콜릿 음료 ▶ 원두커피·홍차 맥주·포도주	▶ 레몬에이드·콜라 인스턴트음료·주류(양주)
조미료 와 소금	▶ 생 양념으로 쓰는 채소와 씨앗 (파슬리, 생강, 마늘, 파, 깨 등)	▶ 자연 건조시킨 양념초 뿌리 ▶ 잘게 부순 씨앗	▶ 가열한 양념초, 뿌리, 씨 ▶ 과실 식초 ▶ 천일염	▶ 양념용 추출물 ▶ 양념소금·간장	▶ 추출 또는 합성 맛소금 ▶ 조제한 드레싱 ▶ 양조식초
감미료	▶ 생과일과 채소에서 직접 당분을 섭취	▶ 말린 건과(건포도, 무화과, 대추, 말린 살구)	▶ 농축되지 않은 형태의 과실생즙 자연꿀	▶ 농축하지 않은 상태로 가열한 꿀, 당 시럽 ▶ 가열한 과일주스	▶ 정제당(백·황설탕) ▶ 과당, 포도당, 대용당, 가공 꿀 ▶ 합성 당원 ▶ 당분이 많은 과자

(참고문헌 : KOLLATH이론 外)

1등급의 최고 권장식품은 자연 그대로 변화가 없는 생식품을 말한다. 그 다음으로 가치가 있는 것은 최소한의 가공을 거친 생식품이고, 다음은 가열 조리한 식품이다. 이밖에 가공처리한 4등급의 저장식품은 매일 먹어서는 안 되는 식품이다. 그리고 추출, 합성 공정을 거친 5등급의 가공식품은 건강을 생각한다면 절대 먹지 말아야 할 식품이다.

건강을 지키는 생활 속 체질식단

간단한 질병은 음식으로 고친다.

감기, 다이어트, 피부미용…

불임부부를 위한 섭생식단과 조리법!

약 대신 음식으로 감기 고치기

　사람마다 계절에 대한 적응력이 다른데 체질에 따라 더욱 뚜렷한 차이를 보인다. 양체질은 체질적으로 더위를 많이 타기 때문에 더운 계절에 활동력이 많이 떨어진다. 반대로 음체질은 추위를 많이 타서 더운 계절을 좋아한다.

　양체질은 가을과 겨울에, 음체질은 봄과 여름철에 컨디션이 좋다. 중요한 일을 계획할 때 자신의 체질에 맞는 계절을 고려하면 효율을 높일 수 있다. 하지만 섭생을 오랫동안 실천한 사람들은 자기 체질이 싫어하는 계절이 와도 크게 영향을 받지 않고 건강을 지킬 수 있다. 특히 갑작스런 계절의 변화와 함께 찾아오는 환절기 감기 역시 거뜬히 이겨낼 수 있다. 흔히 감기에는 많은 민간 식이요법이 소개되고 있지만 이것 또한 체질에 맞을 때만 올바른 치료 효과를 볼 수 있다.

감기 치료를 위한 음체질 섭생법

감기 치료에 좋은 죽
- 흰 파죽   파의 흰 뿌리 부분을 잘게 썬 다음 죽이나 수프를 만들어 먹는다.
- 부추죽   쌀죽을 쑤어 잘게 썬 부추 70~100g을 넣고 끓여 먹는다.

감기 치료에 좋은 차
- 생강차   끓는 물에 생강즙과 밤꿀을 타서 자주 마신다.
- 매실차   매실 농축액이나 매실장아찌를 넣고 차를 끓여 마신다.
- 기타   생강, 마늘, 도라지, 양파, 감초에 물을 부은 다음 물이 절반 정도로 줄어들 때까지 달여 차 대신 마신다.

감기 치료에 좋은 즙
- 무, 양파즙   강판에 간 무와 양파를 컵에 1/4정도 담고 끓는 물을 부어 하루 3번 따뜻하게 마신다.
- 야채즙   파슬리, 당근, 무, 파의 흰 뿌리, 생강, 부추, 레몬, 비트를 적절히 섞어 즙을 내 하루 2번 이상 먹는다.

감기 치료를 위한 양체질 섭생법

감기 치료에 좋은 차
- 칡차   칡가루 1작은술에 끓는 물을 조금 부어 잘 갠다. 여기에 끓는 물을 부어 마신다.

우엉 씨 달인 물   우엉씨 10g에 물 2컵을 붓고 물이 반으로 줄 때까지 달인다. 적당히 식힌 다음 조금씩 입에 머금었다가 삼킨다.

감귤 껍질차   잘 익은 감귤 껍질을 달여 마신다.

박하차   잘 말린 박하잎을 잘게 썰어 1큰술에 150cc의 뜨거운 물을 부어 우려 마신다.

감기 치료에 좋은 즙

야채즙   양배추, 토란, 오이, 귤, 칡, 시금치, 딸기를 적절히 섞거나 혹은 따로 즙을 내어 조금씩 자주 마신다.

기타   귤, 칡, 토란, 콩나물, 메밀, 꽁치, 딸기, 양다래를 충분히 먹는 것이 양 체질의 감기 치료에 도움이 된다.

봄철 건강을 지키는 체질요리

많은 사람들이 봄철이면 입맛이 떨어지고 춘곤증에 시달린다. 이때 봄나물을 많이 먹을 것을 권하지만 양체질인 사람이 쑥, 냉이, 미나리 같은 나물을 많이 먹으면 대사 기능에 이상이 생겨 오히려 더 피로하게 된다.

춘곤증에는 적당한 운동과 규칙적인 생활을 통해 몸의 리듬을 살리는 게 중요하다. 식사는 좀 적은 듯 먹어서 소화기관에 부담을 주지 않는 것이 좋다. 여러 가지 음식을 많이 섭취하면 그만큼 소화에 필요한 효소를 분비하는데 에너지 소모가 많아져 쉽게 피곤해지기 때문이다. 따라서 체질에 맞는 식품을 선택해 식품 고유의 맛과 성질을 잘 살린 음식을 만들어 먹는 것이 좋다.

■ 춘곤증을 이기는 음체질 식단

냉이, 미나리, 쑥을 이용한 봄나물이 좋다.

음체질 기력 증진에 좋은 쑥버섯볶음

무기질과 비타민 A와 C가 듬뿍, 향긋한 쑥 버섯 볶음

재료 (4인분)
쑥 100g
마른 표고버섯 100g
느타리버섯 150g
다진 마늘 1큰술
간장 1/2큰술
설탕 1큰술, 소금
참기름 1큰술

① 마른 표고버섯은 따뜻한 물에 불려 기둥을 떼고 물기를 짠 다음 채썬다.
② 쑥의 질긴 부분을 다듬어내고 끓는 물에 데쳐 물기를 짠다.
③ 느타리버섯은 끓는 물에 데쳐 물기를 짜고 손으로 찢는다.
④ 프라이팬을 달구어 참기름을 두르고 표고버섯과 느타리버섯, 쑥을 넣고 볶다가 양념으로 간한다.

 ## 음체질 춘곤증 예방을 위한 냉이초무침

채소 중에 단백질이 가장 풍부하고 칼슘과 철분도 풍부한 냉이

재료 (4인분)
냉이 300g
다진 파 1/2큰술
식초 2큰술
다진 마늘 1큰술
소금, 깨소금 1큰술
참기름 1큰술
대파 흰 부분 약간

① 냉이를 다듬어 깨끗이 씻은 뒤 끓는 물에 살짝 데쳐 물기를 꼭 짠다.
② 데친 냉이에 다진 파, 다진 마늘, 식초, 소금, 깨소금, 참기름을 넣고 무친다.
③ 그릇에 ②를 담고 대파의 흰 부분을 채썰어 얹는다.

춘곤증을 이기는 양체질 식단

체질에 맞지 않는 나물보다는 시원한 시금치 홍합된장국, 씀바귀 된장무침, 미역초무침 등의 음식이 건강에 이롭다.

양체질 기력 증진을 위한 시금치 홍합된장국

비타민과 칼슘, 철분이 풍부한 시금치와 홍합 국물로 만든 시원한 된장국

재료 (4인분)
시금치 250g
홍합 100g
된장 2큰술

① 시금치를 다듬어 뚜껑을 열고 살짝 데친다.
② 홍합은 지저분한 것을 떼어내고 깨끗이 씻는다.
③ 냄비에 홍합과 물을 넣고 끓인 뒤 체에 거른다.
④ 된장을 체에 걸러 풀은 다음 끓으면 홍합, 시금치를 넣고 끓인다.

양체질 춘곤증 예방에 좋은 미역오이초무침

신진대사를 증진시키는 요오드가 풍부한 미역과 신선한 오이

재료 (4인분)
생미역 150g
오이 2개
양념장 (간장 1큰술, 식초 2큰술, 들기름 1큰술)

① 생미역은 소금을 넣고 주물러 씻는다. 파랗게 데친 다음 먹기 좋게 썰어 물기를 뺀다.
② 오이를 어슷하게 썰어 소금에 살짝 절여 물기를 뺀다.
③ 양념장으로 미역과 오이를 무친다.

위장을 튼튼하게 만드는 체질요리

위장이 튼튼해야 먹는 것이 즐겁다. 기쁘게 먹는 것이야말로 섭생건강법의 출발이다. 체질에 맞는 먹을거리는 소화기능을 촉진시키는 최고의 천연 소화제이므로 간단한 소화기 질환은 음식을 통해 누구나 쉽게 치유할 수 있다.

음체질에 좋은 먹을거리

식욕부진일 때 당근, 살구, 복숭아, 매실
소화불량일 때 토마토, 연근, 무, 당근, 셀러리, 파슬리, 파, 마늘, 고추, 후추, 찹쌀, 율무쌀, 민들레, 표고·목이·영지버섯, 인삼, 살구씨, 파인애플, 초란 등
평소 위장을 튼튼하게 하려면
　　　　　　　참깨, 잣, 구기자, 미꾸라지, 호두, 요쿠르트, 밤, 꿀, 파, 당근
피해야 할 음식 술, 카페인 음료, 탄산 음료

음체질의 소화를 돕는 무나물

재료(4인분)
무 300g, 옥수수유
소금, 파 1대
마늘 1큰술
생강즙 1/2큰술
깨소금 1큰술
참기름 1큰술

① 무를 깨끗이 씻어 가늘게 채썬다.
② 마늘과 파를 다진다.
③ 냄비에 기름을 두르고 채썬 무를 오래 볶다가 물을 조금 붓고 양념을 넣고 약한 불로 익힌다.
④ 다 익으면 참기름과 깨소금을 넣어 섞은 뒤 불에서 내린다.

> **알고 먹으면 더 좋은 식품 정보···무**
>
> 옛부터 무를 많이 먹으면 속병이 없다고 했다. 전분을 분해하는 디아스타제, 단백질을 분해하는 프로테아제, 지방을 분해하는 리파아제까지 각종 소화효소가 풍부한 식품이다. 무에 많이 든 비타민 C는 윗부분 특히 껍질에 많으므로 깨끗이 씻어 껍질째 먹는다.

■ 양체질에 좋은 먹을거리

식욕부진일 때 상추, 아욱, 보리, 사과주, 자두주, 더덕

소화불량일 때 녹두, 콩, 보리, 메밀, 들깨, 호프, 시금치, 오이, 양배추, 배추, 상추, 우엉, 토란, 호리병박, 칡, 더덕, 알로에, 씀바귀, 박하, 바나나, 배, 귤, 대추, 다시마, 굴, 조기 등

평소 위장을 튼튼하게 하려면
상추, 시금치, 양배추, 토란, 굴, 돼지간, 대추, 보리, 메밀, 더덕

피해야 할 음식 술, 카페인 음료, 탄산 음료

양체질의 위장을 건강하게 하는 **양배추김치**

재료 (4인분)
양배추 1/2통, 소금
오이 2개
양념(고춧가루 약간, 올리고당, 새우젓)

① 양배추를 4cm 크기로 썰어 소금에 절였다가 물에 헹구어 물기를 뺀다.
② 오이를 손가락 굵기로 채썰어 소금에 절였다 꼭 짠다.
③ ①과 ②를 양념과 함께 버무려 익힌다.

알고 먹으면 더 좋은 식품 정보... **양배추**

무기질이 풍부한 양질의 알카리성 식품, 양배추는 위장장애에 이상적인 식품이고, 항궤양성 물질인 비타민 C가 풍부해 위궤양의 예방과 치료에도 도움이 된다. 또한 우유 못지 않게 칼슘 함유량이 높고 칼슘의 흡수율도 높다.

변비 없는 상쾌한 아침을 위한 체질요리

다른 증상 없이 변비만으로 고생하는 경우에는 체질에 맞는 먹을거리를 통해 즉시 효과를 볼 수 있다. 변비의 직접적인 원인은 체질에 맞지 않는 음식으로 인해 체내에 찌꺼기가 쌓이는 데 있다. 따라서 숙변 없이 깨끗하게 배설하기 위한 해결책은 우선 먹을거리에서 찾아야 한다.

변비를 없애기 위해 지켜야 할 생활수칙

1. 스트레스를 줄인다.
2. 균형 있고 규칙적인 식생활을 유지한다.
3. 규칙적인 배변 습관이 중요하다.
   변의를 느끼기 쉬운 아침에 규칙적으로 변을 보는 습관을 갖는다. 양체질의 경우는 생수를 한두 잔 마시고, 음체질의 경우는 체질에 맞는 야채즙이나 따뜻한 한 잔의 차를 마시고 가볍게 몸을 움직인 다음 화장실에 가는 것이 좋다.

4. 윗몸 일으키기, 허리 돌리기, 배 운동, 다리 올리기, 걷기, 등산 등 복부 근육을 강화하고 내장을 자극하는 운동을 꾸준히 한다.

■ 변비 치료를 위한 음체질 섭생식단

주식	1일 2회 이상, 하루 식사량 중 32% 이하
좋은 식품	옥수수, 찹쌀현미, 검은 참깨, 현미
기타	흰쌀, 찹쌀, 수수, 조, 율무
식물성 부식	1일 3회 이상, 하루 식사량 중 40% 이상
좋은 식품	표고버섯, 쑥갓, 미나리, 냉이, 김, 양파, 민들레, 파래, 연근, 감자, 당근, 무, 부추, 셀러리
기타	파, 두릅, 열무, 버섯류, 피망, 달래, 도토리묵, 갓, 고추장아찌, 마늘쫑, 풋고추, 쑥, 비트, 무순, 브로콜리, 콜리플라워, 아스파라거스, 도라지, 톳, 취나물, 죽순, 고비, 비름, 고수, 무릇, 마, 돌나물
동물성 부식	1일 1회 정도, 하루 식사량 중 10% 이하
좋은 식품	닭간, 달걀
기타	닭고기, 오리고기, 메추리, 염소고기, 토끼고기, 알류, 가물치, 칠면조, 미꾸라지, 민물 생선류, 민물 뱀장어, 꿩고기, 쇠고기, 쇠간, 우유
과일	1일 1회 이상
좋은 식품	수박, 국광사과, 복숭아, 레몬, 살구, 밤, 호도, 토마토, 은행, 잣, 매실, 홍옥사과
기타	파인애플, 무화과, 유자
즙	1일 1회 정도

	당근, 미나리, 무청, 파슬리, 컴프리, 쑥갓, 민들레, 재래종사과
조미료	하루 식사량 중 4%
좋은 식품	참기름, 마늘, 현미식초, 참깨, 겨자
기타	고추장, 천일염, 생강, 옥수수기름, 죽염, 흑설탕, 마요네즈, 토마토케첩
기호식품	적당하게
좋은 식품	초란, 인삼, 삼백초, 참마, 아주까리기름, 익모초
기타	밤꿀, 인삼, 율무, 영지, 뱀, 오미자, 쌀 과자, 팝콘, 정종, 동동주, 잡꿀
피해야 할 식품	
곡류	콩류, 보리, 밀가루 음식, 메밀, 팥
채소류	시금치, 고구마, 오이, 호박, 상추, 들깻잎, 더덕, 양배추, 콩나물, 배추
육류	돼지고기, 개고기, 생선류, 붕어
과일	감, 귤, 포도, 배, 바나나, 참외
조미료	들기름, 콩기름, 유채기름, 된장, 젓갈
기호식품	스쿠알렌, 알로에, 담배, 맥주, 커피, 밀가루음식

음체질 변비치료에 좋은 파래무무침

파래에 많이 든 알긴산이 장운동을 활발하게, 소화효소가 듬뿍 든 무로 상큼하게

재료 (4인분)
파래 250g, 무 80g
식초 4큰술, 설탕 2큰술
소금 1작은술
참기름 1큰술

① 파래는 물로 깨끗이 씻는다.
② 무는 가늘게 채썰어 소금과 식초에 절인다.
③ 식초에 설탕, 소금, 다진 마늘을 섞어 양념을 만든다.
④ 무와 파래를 양념장에 버무린다.

변비 치료를 위한 양체질 섭생식단

주식	1일 2회 이상, 하루 식사량 중 32% 이하
좋은 식품	메밀, 오트밀, 검정콩, 납작보리, 완두콩, 팥, 노란콩
기타	녹두, 보리, 밀가루
식물성 부식	1일 3회 이상, 하루 식사량 중 40% 이상
좋은 식품	고구마, 호박, 토란, 오이, 미역, 다시마, 우엉, 곤약, 콩나물, 양배추, 아욱, 배추, 시금치
기타	상추, 가지, 근대, 숙주나물, 케일, 청포묵, 들깻잎, 메밀묵
동물성 부식	1일 1회 정도, 하루 식사량 중 10% 이하
좋은 식품	검정콩, 노란콩
기타	돼지고기, 어패류, 흰살 생선류, 콩제품
과일	1일 1회 이상
좋은 식품	배, 귤, 포도, 자두, 대추, 부사사과, 바나나, 참외
기타	메론, 감, 단감, 밀감류, 앵두, 딸기
즙	1일 1회 이상
	양배추, 시금치, 신선초, 알로에, 양상추, 고구마
조미료	하루 식사량 중 4%
좋은 식품	들기름
기타	콩기름, 어류 알, 새우젓, 된장, 들기름, 멸치젓
기호식품	적당하게
좋은 식품	백합뿌리, 포도주, 결명자차, 아카시아꿀, 알로에
기타	커피, 홍차, 칡, 더덕, 대추차, 녹차, 콩국, 맥주, 아카시아꿀

피해야 할 식품

곡류	율무, 옥수수, 찹쌀, 조, 수수
채소류	쑥, 감자, 연근, 당근, 버섯류, 도라지, 쑥갓, 양파, 갓, 미나리, 고사리
육류	쇠고기, 닭고기, 우유, 오리, 미꾸라지
과일	살구, 잣, 밤, 수박, 복숭아, 토마토, 재래종 사과, 레몬, 파인애플
조미료	향신료, 참기름, 옥수수기름, 마요네즈, 토마토케첩, 버터
기호식품	소주, 정종, 녹용, 인삼, 유제품, 영지, 밤꿀, 뱀, 로얄제리

양체질 변비치료에 좋은 다시마 수제비

알긴산이 풍부한 다시마로 만드는 색다른 수제비

재료 (4인분)
다시마가루 1/2컵
밀가루 1컵
물 1/3컵
육수(홍합과 물)

① 다시마 가루, 밀가루, 물을 섞어 반죽한다.
② 홍합은 깨끗이 씻어 찬물에 끓인 다음 체에 밭쳐 건져낸다.
③ 수제비 반죽으로 완자를 빚는다.
④ 완자를 홍합 육수에 넣고 끓인다.
⑤ 건져 낸 홍합을 넣고 살짝 한번 더 끓여서 낸다.

건강을 지키는 생활 속 체질식단

깨끗하고 고운 피부를 위한 체질요리

우리 몸의 건강상태는 제일 먼저 피부 표면에 나타난다. 그래서 건강이 나빠지면 피부에 윤기가 없고 혈색이 나빠진다. 또한 피부의 상태는 몸 전체의 영양상태, 식생활과 밀접한 관계가 있다. 별 다른 질병 없이 나타나는 간단한 피부 질환은 먹을거리를 조절하면 금방 깨끗하고 고운 피부로 살아난다. 피부는 몸 안에 노폐물을 배출하는 곳이기 때문에 체질에 따른 섭생으로 대사과정에서 발생하는 찌꺼기를 줄이면 그만큼 피부를 건강하게 유지할 수 있다.

건강하고 아름다운 피부를 유지하려면

1. 양질의 단백질을 충분히 섭취해 피부가 거칠어지는 것을 막고, 세균에 대한 저항력을 높인다.
2. 피부 세포의 원활한 대사활동에 필수적인 비타민과 무기질을 충분히 섭취한다.

3. 동물성 지방과 백설탕 그리고 라면 등의 가공식품을 피한다.
4. 채식과 생식의 비율을 늘린다.
5. 항상 피부를 청결하게 한다.
6. 잠자리 환경을 천연 소재로 꾸민다.
7. 잠들기 4시간 전에 식사를 마친다.

음체질을 위한 피부관리법

- **건강한 피부를 위해**　복숭아잎, 밤나무잎 달인 물로 약탕목욕을 한다. 당근, 감자, 연근, 파슬리, 민들레, 솔잎을 적절히 섞은 야채즙을 1일 2회 정도 섭취한다.
- **더위에 지친 피부에 활력을 주려면**　속껍질을 벗긴 호두 10알과 쌀 1컵을 잘 불려 으깬 뒤 죽을 끓여 먹는다.
- **여름철 얼룩지고 지저분해진 피부**　매실즙을 희석해 씻어준다.
- **기미, 주근깨**　율무차나 율무밥을 자주 먹는다.

■ 피부 질환 치료를 위한 음체질 식단

주식	1일 2회 이상, 하루 식사량 중 32%이하
좋은 식품	율무, 옥수수, 현미
기타	멥쌀, 찹쌀, 수수, 조
식물성 부식	1일 3회 이상, 하루 식사량 중 40% 이상
좋은 식품	표고버섯, 목이버섯, 송이버섯, 양파, 무, 연근, 고추, 쑥, 미나리, 당근, 감자, 도라지, 셀러리, 파슬리

기타	파, 두릅, 열무, 피망, 쑥갓, 달래, 도토리묵, 갓, 고추장아찌, 마늘종, 풋고추, 냉이, 김, 비트, 무순, 브로콜리, 콜리플라워, 아스파라거스, 도라지, 톳, 취나물, 죽순, 고비, 비름, 고수, 무릇, 마, 돌나물, 파래
동물성 부식	1일 1회 정도, 하루 식사량 중 10% 정도
좋은 식품	달걀
기타	닭고기, 쇠고기, 오리고기, 메추리, 염소고기, 토끼고기, 알류, 칠면조, 민물생선류, 미꾸라지, 민물뱀장어, 꿩고기, 우유
과일	1일 1회 이상
좋은 식품	호도, 은행, 토마토, 복숭아, 밤, 잣, 살구, 유자, 레몬
기타	수박, 국광사과, 파인애플, 무화과, 매실, 홍옥사과
즙	1일 1회 정도
좋은 식품	미나리, 생강, 당근, 감자, 파슬리, 민들레, 연근, 토마토 참깨, 마늘, 후추, 파, 고추, 생강, 참기름
기타	고추장, 천일염, 현미식초, 겨자, 참깨, 참기름, 옥수수기름, 흑설탕, 죽염, 마요네즈, 토마토케첩
기호식품	적당하게
좋은 식품	식용달팽이, 밤꿀, 영지버섯, 솔잎, 두더지, 엉겅퀴, 오미자, 삼백초, 쑥차, 목이버섯
기타	밤꿀, 인삼, 율무, 뱀, 쌀과자, 팝콘, 정종, 동동주, 잡꿀, 치즈
피해야 할 식품	
곡류	콩류, 보리, 밀가루, 메밀, 팥
채소류	시금치, 고구마, 오이, 호박, 상추, 깻잎, 더덕, 양배추, 배추, 콩나물
육류	돼지고기, 개고기, 바다 생선류, 붕어, 새우, 게, 낙지, 어류알
과일	감, 귤, 포도, 배, 바나나, 참외

조미료	들기름, 콩기름, 돼지기름, 유채기름, 된장, 젓갈
기호식품	튀김, 커피, 스쿠알렌, 알로에, 담배, 맥주, 밀가루음식

음체질 피부미용에 좋은 호두 사과샐러드

비타민 B$_1$이 풍부한 호두와 유기산이 많은 사과

재료 (2인분)
간 호두 20g, 재래종 사과 1개, 요구르트 1개

① 간 호두는 잘게 썰고 사과는 깍뚝썰기를 한다.
② 요구르트에 사과와 호두를 버무려낸다.

양체질을 위한 피부 관리법

- **건강한 피부를 위해** 대추 달인 물을 자주 마신다. 양배추, 시금치, 알로에, 우엉, 오이, 귤, 딸기 중 몇 가지를 적절히 섞어 1일 2회 이상 섭취한다.
- **피부에 염증이 있을 때** 진하게 달인 녹차 물이나 알로에를 발라 소독한다.
- **피부가 거칠어졌을 때, 기미, 주근깨** 모시조개 달인 물 5컵에 메밀가루 5컵을 넣어 반죽한 뒤 납작한 모양으로 만들어 말린 떡을 하루 세 번씩 먹는다.
- **여드름 치료** 녹두를 가루로 만들어 물에 개었다가 자기 전에 얼굴에 문질러 바른다.
- **피부염 치료** 뽕나무잎 달인 물을 마신다.

■ 피부 질환 치료를 위한 양체질 섭생식단

주식	1일 2회 이상, 하루 식사량 중 32% 이하	
좋은 식품	검정콩, 밀가루음식, 녹두, 팥, 보리, 노란콩	
기타	메밀	
식물성 부식	1일 3회 이상, 하루 식사량 중 40% 이상	
좋은 식품	오이, 우엉, 양배추, 가지, 근대, 시금치, 미역, 콩나물, 호박, 배추	
기타	상추, 토란, 숙주나물, 케일, 다시마, 청포묵, 고구마, 아욱, 들깻잎, 미역, 메밀묵	
단백질 공급원	1일 1회 정도, 하루 식사량 중 10% 정도	
좋은 식품	콩류와 콩제품, 새우, 청어	
기타	돼지고기, 생선류, 어패류, 어류의 알	
과일	1일 1회 이상	
좋은 식품	귤, 부사사과, 딸기, 포도, 대추, 배, 앵두	
기타	바나나, 참외, 메론, 감, 단감, 밀감류, 부사사과, 자두	
즙	1일 1회 이상	
	오이, 양배추, 시금치, 우엉, 근대, 귤	
조미료	하루 식사량 중 4%	
좋은 식품	콩기름	
기타	새우젓, 된장, 들기름, 멸치젓	
기호식품	적당하게	
좋은 식품	대추, 스쿠알렌, 알로에, 뽕나무, 호박씨	
기타	커피, 홍차, 칡, 더덕, 대추차, 녹차, 결명자, 콩국, 맥주, 아카시아꿀	

피해야 할 식품

곡류	율무, 옥수수, 찹쌀, 조, 수수
채소류	갓, 미나리, 연근, 쑥, 당근, 버섯류, 도라지, 쑥갓, 무, 양파, 고사리
육류	쇠고기, 닭고기, 우유, 오리, 미꾸라지
과일	살구, 잣, 밤, 수박, 복숭아, 토마토, 재래종사과, 레몬, 파인애플
조미료	참기름, 옥수수기름, 마요네즈, 토마토케첩, 버터
기호식품	초콜릿, 코코아, 튀김, 녹용, 인삼, 유제품, 영지, 밤꿀, 뱀, 로얄제리

양체질 피부미용에 좋은 오이 초고추장무침

신진대사를 원활하게 하고 피부 점막을 튼튼하게 하는 오이

재료
오이 2개, 소금 약간
마늘 1/2큰술, 파 1/2뿌리
고추장 1큰술
감(포도)식초 2큰술
물엿 1큰술
고추 가루 약간

① 오이를 소금으로 비벼 씻은 후 물기를 빼고 어슷 썬다.
② 마늘과 파를 곱게 다진다.
③ 고추장에 식초, 물엿, 마늘을 넣고 초고추장을 만든다.
④ 오이와 파를 초고추장으로 조물 조물 버무린다.

잘 먹으면서 살을 빼는 섭생 다이어트

비만의 문제는 단순히 '많이 먹는 데' 있는 것이 아니라 자기 몸의 요구를 '잘못 알고 먹는 데' 있다. 몸맛의 요구에 따라 음식을 찾아 먹으면 우리 인체는 꼭 필요한 적정량만을 먹기 때문에 아무리 잘 먹어도 살이 찌지 않는다. 따라서 체질에 맞는 섭생은 자연스럽게 표준 체중을 유지하게 만든다.

섭생 다이어트를 하며 지켜야 할 생활수칙

1. 마음을 안정시켜 식욕중추가 제 기능을 다하게 한다.
2. 전체적인 열량을 줄이더라도 단백질, 지방, 탄수화물의 하루 최소 요구량은 반드시 섭취해야 한다.
   (1일 기준으로 단백질 60~80g, 지방 1~2 스푼, 탄수화물 100g)
3. 취침 3~4시간 전에는 아무 것도 먹지 않는다.
4. 무기질 · 비타민 · 섬유질을 충분히 섭취한다.

5. 조리시 기름을 적게 쓰고, 싱겁고 담백하게 천연조미료를 써서 요리한다.
6. 음식물은 천천히 오래 씹어 먹는다.
7. 식사할 때 과일과 채소를 먼저 먹고 곡류와 육류를 나중에 먹는다.
8. 매일 아침 체질에 맞는 녹즙을 마신다.
9. 즐길 수 있을 정도의 적당한 운동으로 에너지를 소비한다.

비만 치료를 위한 음체질 섭생식단

주식	1일 2회 이상, 하루 식사량 중 30%
좋은 식품	율무, 현미, 현미찹쌀
기타	찹쌀, 수수, 조, 옥수수
식물성 부식	1일 3회 이상, 하루 식사량의 40% 이상
좋은 식품	감자, 버섯류, 미나리, 연근, 도토리묵, 죽순, 샐러리, 김, 파래, 파, 우뭇가사리
기타	당근, 두릅, 부추, 산나물, 양파, 톳, 달래, 한천, 매실, 고사리, 무, 쑥갓, 파슬리. 도라지, 피망, 돌나물, 참마, 돌미나리, 쑥, 냉이
동물성 부식	1일 1회 정도, 하루 식사량 중 10% 이하
좋은 식품	미꾸라지, 오리알
기타	달걀, 오리고기, 염소고기, 쇠고기, 사골, 메추리알, 빙어, 잉어, 가물치, 닭고기
과일	1일 1회 이상
좋은 식품	토마토, 수박, 밤

기타	파인애플, 무화과, 살구, 재래종 사과, 레몬, 복숭아, 은행, 호두, 잣
즙	1일 1회 이상, 조식 1시간 전
	감자, 샐러리(민들레), 당근의 혼합즙
조미료	하루 식사량 중 4%
좋은 식품	마늘, 참깨, 참기름, 죽염, 후추, 생강
기타	고추장, 옥수수기름, 참기름, 천일염, 설탕
기호식품	적당하게
좋은 식품	영지, 율무차, 솔잎차, 오가피차, 두충차, 밤꿀
기타	오미자차, 쑥차, 생강차, 유자차, 죽엽차, 우유 및 유제품, 둥글레차, 국화차, 구기자차, 감초, 익모초, 계피, 인삼, 잡꿀, 로열젤리
피해야 할 식품	
곡류	밀가루음식, 콩류 및 콩제품, 팥, 메밀, 녹두, 보리
채소류	오이, 호박, 상추, 우엉, 토란, 가지, 시금치, 고구마, 배추, 미역, 다시마
육류	돼지고기, 개고기, 젓갈, 새우, 게, 조개, 낙지, 참치나 고등어 등 바다생선, 콩류 및 콩제품
과일	감, 귤, 포도, 바나나, 참외, 부사사과
조미료	합성조미료(정제염, 미원 등), 콩기름, 돼지기름, 들기름
기호식품	커피, 녹차, 홍차, 알로에, 아카시아꿀, 밀가루제품, 스쿠알렌, 알코올음료

음체질 다이어트를 위한 알감자조림

사과 하나보다 칼로리가 적은 감자

재료 (4인분)
알감자(中) 4개
꽈리고추 150g
양념장 (간장 2큰술, 물엿 2큰술, 파 1대, 마늘 1큰술)

① 감자는 깨끗이 씻어 알이 큰 것만 먹기 좋은 크기로 자른다.
② 감자를 쪄서 익힌다.
③ 양념장을 붓고 조린다.
④ 어느 정도 익을 때쯤 고추를 넣고 깨소금을 뿌려 낸다.

■ 비만 치료를 위한 양체질 섭생식단

주식	1일 2회 이상, 하루 식사량 중 32%
좋은 식품	검정콩, 강낭콩, 메밀, 보리, 팥, 메밀, 보리
기타	기타 콩류, 녹두, 통밀, 흑미
식물성 부식	1일 3회 이상, 하루 식사량의 40% 이상
좋은 식품	미역, 다시마, 오이, 고구마, 호박, 해파리, 양배추, 청포묵, 메밀묵, 곤약, 두부
기타	배추, 시금치, 가지, 우엉, 들깻잎, 상추, 토란, 더덕, 근대, 숙주나물, 케일, 양상추, 질경이, 아욱, 씀바귀, 고들빼기, 콩나물
동물성 부식	1일1회 정도, 하루 식사량 중 10% 정도
좋은 식품	해삼, 도미, 게
기타	오징어, 돼지고기, 어패류, 연체류, 개고기
과일	1일 1회 이상
좋은 식품	배, 딸기, 대추, 바나나, 포도,
기타	참외, 멜론, 부사사과, 앵두, 자두, 귤, 참다래, 감

즙	1일 1회 이상, 조식 1시간 전
	신선초, 오이, 양배추
조미료	하루 식사량 중 4%
좋은 식품	들깨, 들기름
기타	콩기름, 된장, 알젓, 새우젓, 멸치젓, 유채기름
기호식품	적당하게
좋은 식품	결명자차, 녹차, 식혜, 콩국, 보리차
기타	홍차, 커피, 알로에, 칡차, 들깨차, 호박씨, 해바라기씨, 아카시아꿀
피해야 할 식품	
곡류	율무, 찹쌀, 옥수수, 수수, 조, 현미, 현미찹쌀, 검은 찹쌀
채소류	쑥, 감자, 연근, 미나리, 갓, 무
육류	닭고기, 쇠고기, 오리고기, 메추리알, 달걀, 민물 생선류, 미꾸라지
과일	살구, 잣, 은행, 토마토, 복숭아
조미료	참기름, 옥수수유, 백설탕, 토마토케첩, 버터, 마가린, 마요네즈, 올리브유
기호식품	소주, 청주, 동동주, 과자류, 우유 및 유제품, 녹용, 웅담, 인삼, 구기자, 영지, 밤꿀

양체질에 좋은 미역 곤약냉채

미끈미끈한 점액 성분인 알긴산으로 적게 먹어도 포만감을 주는 미역

재료 (4인분)
불린 미역 100g
곤약 100g
초간장(간장+감식초)

① 불린 미역을 물기를 짜 1cm 크기로 썬다.
② 곤약을 0.5cm 크기로 깍둑썰기를 한 다음 끓는 물에 살짝 데친다.
③ 미역과 곤약을 그릇에 담고 초간장을 뿌려 낸다.

강한 정력을 키우는 체질요리

섭생을 통한 바른 식생활은 자연스럽게 강한 정력을 만든다. 식생활을 바로 잡으면 세포가 강해지고 인체조직이 활성화되기 때문이다.

정력적인 생활을 위한 섭생수칙

1. 성기능을 활성화시키기 위해서는 균형이 좋은 양질의 단백질식품을 적절히 섭취한다.
2. 비타민과 미네랄이 균형을 이룬 식단으로 성호르몬 생성을 원활하게 한다.
3. 화학약품, 첨가물이 가미된 가공식품은 피한다.
4. 스트레스가 없는 즐거운 생활이 성욕을 높여준다.

정력 강화를 위한 음체질 섭생식단

주식	율무, 현미, 현미찹쌀
식물성 부식	당근, 연근, 부추, 마늘, 도라지, 파, 양파, 무, 민들레, 피망, 버섯류, 달래
동물성 부식	민물 뱀장어, 미꾸라지, 소간, 닭, 흑염소, 사슴
과일	밤, 은행, 재래종사과, 토마토, 호도
야채즙	당근, 샐러리, 쑥갓, 미나리를 적절히 섞어 섭취
기타	달팽이, 구기자, 인삼, 당귀, 녹용, 두충, 로얄제리, 화분, 마, 하수오, 율무차, 매실차, 솔잎, 영지버섯, 감초
조미료	마늘, 파, 검정참깨

 음체질의 보양식 장어 고추장양념구이

비타민 A와 단백질, 지방이 풍부한 장어는 체력을 길러주는 스테미너 식

재료 (4인분)
민물장어 2마리
진간장 2큰술
고추장 2큰술
물엿 2큰술
후춧 가루 약간
깨소금 1큰술
참기름 1큰술
생강 1/2큰술
청주, 파 1뿌리
다진 마늘 1큰술

① 장어를 손질해 9cm로 잘라 껍질 쪽만 칼집을 넣는다.
② 다진 마늘, 파, 생강즙과 양념을 넣어 고추장 양념장을 만든다.
③ 장어에 양념장을 재둔다.
④ 석쇠를 달군 뒤 굽는다.

정력 강화를 위한 양체질 섭생식단

주식	검정콩
식물성 부식	질경이, 호박, 더덕, 근대, 시금치, 우엉, 아욱, 상치
동물성 부식	조개류, 새우, 해삼, 바지락, 낙지, 꽁치, 조기, 전복, 개고기
과일	부사사과, 대추, 딸기, 포도
야채즙	근대, 시금치, 상치를 적절히 섞어 섭취
기타	갈근(칡), 결명자차, 감잎차, 생지황(숙지황), 대추씨
조미료	들깨, 들기름

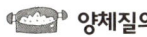 양체질의 양기를 돋우는 새우탕

예로부터 신장을 강하게 하여 남성의 양기를 북돋워 주는 새우

재료 (4인분)
새우 200g
밀가루
소금, 물 6컵

① 손질한 새우를 소금물로 씻어 놓는다.
② 새우에 소금으로 양념하고 둥글게 굴려 밀가루를 묻힌다.
③ 냄비에 물을 붓고 끓이다가 ②의 새우 완자를 하나씩 넣는다.
④ 끓으면 소금으로 간하여 식탁에 낸다.

숙취 해소를 위한 체질요리

과음과 폭음으로 인한 숙취는 정신을 몽롱하고 무기력하게 하며 괜히 짜증이 나고 속이 메스꺼워 토하고 싶어진다. 이것은 간에서 미처 소화되지 않은 술 찌꺼기인 아세트알데하이드가 저지르는 현상이다. 성인이 1시간 동안 분해할 수 있는 알코올의 양은 술의 종류와 사람의 체질에 따라 차이가 있지만 대체로 6g 정도이며 소주 한 병을 분해하는데 10시간 정도 걸리는 것으로 알려져 있다.

수분 부족과 전해질 부족 그리고 알코올 2차 분해 효소인 ALDH와 보조효소 NAD가 부족한 사람은 숙취가 더욱 심해진다.

지나친 음주는 백해무익하지만 피할 수 없는 술자리라면 체질에 맞는 술을 골라 마시고 과음에 이르지 않도록 스스로를 조율할 수 있는 능력을 키워야 한다. 어쩔 수 없이 과음했을 때는 섭생식단으로 몸을 빨리 회복할 수 있도록 도와준다.

숙취를 예방하는 법

1. 술 마시기 전에 몸에 맞는 식사를 하여 공복이 되지 않게 한다. 시간이 없을 때는 빵이나 떡, 꿀, 설탕, 포도당, 사탕 등 탄수화물 식품을 섭취하면 도움이 된다.
2. 체질에 맞는 술과 안주를 선택한다. 양체질은 양주나 맥주를 음체질은 정종, 청하, 동동주가 좋다. 콩제품이나 생선류 등 고단백질 식품 섭취는 간에서 알코올의 대사를 촉진해 간의 손상을 줄일 수 있다.
3. 숙취 예방에 효과적인 과일 안주를 많이 먹는다.
4. 알코올의 도수가 낮은 것부터 섭취한다.
5. 이야기를 하거나 노래를 부르면서 즐겁게 마신다.
6. 절대 약과 함께 술을 마시지 않는다.
7. 첫잔은 오래, 천천히 마신다.
8. 안주를 적절히 섭취하면서 마신다.
9. 음주 후에는 따뜻한 차나 물을 충분히 마신 후 숙면을 취한다.

숙취를 해소하는 법

1. 위 속에 있는 알코올을 토해낸다.
2. 다 토해버리지 못했을 때는 양체질은 진한 녹차와 홍차에 아카시아꿀을 음체질은 진한 유자차에 밤꿀을 넣어 마신다. 따뜻한 차나 수분, 녹즙, 과일을 충분히 섭취한다.
3. 따뜻한 물로 샤워를 한다.
4. 지압이나 마사지를 한다.

5. 충분한 수면을 취한다.

■ 음체질을 위한 숙취 해소 식품

과일	수박, 유자, 재래종사과, 무화과, 밤
차류	인삼차, 유자차, 밤꿀차, 매실차, 대나무즙(차)
야채즙	미나리, 무, 연근, 부추
단백질 식품	재첩국(민물조개류), 쇠선지, 쇠고기

음체질 숙취 해소에 좋은 **부추 재첩국**

소화를 돕는 부추, 글리코겐과 비타민 B_{12}가 많아 간장을 보호하는 조개

재료 (4인분)
부추 200g, 재첩조개 100g, 팽이버섯 20g
실파 1뿌리, 마늘 1큰술
소금

① 부추와 실파를 4~5cm길이로 썬다.
② 조개를 해감시켜 물을 붓고 끓인다.
③ 팽이버섯의 뿌리쪽을 잘라내고 씻는다.
④ 끓는 조개국에 부추, 실파, 팽이버섯, 마늘을 넣고 한소끔 끓인다. 거품을 걷어내고 식탁에 낸다.

■ 양체질을 위한 숙취 해소 식품

과일	딸기, 참외, 포도, 감, 귤, 부사사과, 배
차류	녹차, 칡차, 홍차, 아카시아꿀, 감잎차, 결명자차

야채즙	오이, 시금치, 칡즙
단백질 식품	굴, 콩제품, 생선류, 북어국, 조개국, 돼지선지, 콩나물

양체질 숙취 해소에 좋은 북어 콩나물국

재료 (4인분)
북어 2마리
콩나물 150g, 소금
다진 마늘, 다진 파

① 북어를 두들겨 물에 충분히 불린 뒤 뼈를 발라내고 먹기 좋은 크기로 자른다.
② 북어를 넣고 한참 끓이다가 콩나물을 넣는다.
③ 다진 마늘과 파를 넣고 소금으로 간한다.

알고 먹으면 더 좋은 식품 정보···북어

명태를 자연 상태나 열풍으로 말린 북어는 강원도 고랭지에서 말린 황태와 동해안 내륙에서 말린 먹태가 있다. 생태에 비해 단백질은 세 배, 칼슘, 인, 칼륨 같은 무기질은 두 배 정도 많다. 명태에는 간을 보호해 주는 메티오닌 같은 아미노산이 많아 해장국으로 좋은 식품이다.

수험생의 머리를 맑게 하는 체질요리

    수험생을 둔 가정은 자녀들에게 최적의 컨디션을 유지시켜 주기 위해 특별히 많은 신경을 쓴다. 대부분 충분한 휴식과 균형 있는 영양식단, 적절한 운동을 권하고 있지만 그것만으로는 만족스럽지 않다. 어떻게 하면 과다한 두뇌활동으로 인한 스트레스를 해소하고 정신을 항상 맑고 건강한 상태로 유지시켜 줄 수 있을까?

    체질별 섭생을 실천하면 섭취한 영양물질의 완전대사로 소화효율이 높을 뿐 아니라 혈액이 맑아져서 머리가 개운하다. 굳이 두뇌를 자극하거나 기억력을 강화시키려는 다른 처방을 찾을 필요가 없다.

    따라서 수험생들의 몸과 마음을 건강하게 하기 위해서는 섭취한 음식물이 소화, 흡수, 대사 과정에서 노폐물이 최소화 될 수 있도록 섭생식단을 짜야 한다. 세포 내에서의 신진대사가 원활하게 되면 자연 뇌기능도 향상된다. 특히 우리 인체에서 두뇌의 작업을 주관하는 장기는 심장과 비장이다. 심장은 정신을 주관하며 비장은 정신활동에 필요한 영양공급을 원활하게 해준다. 그 두 장기를 활성화시키는 비결은 다음과 같다.

수험생의 뇌기능 향상을 위한 생활수칙

1. 규칙적인 식사를 한다.
2. 빈혈을 막아주는 철분과 칼슘을 충분히 섭취한다.
3. 산성식품보다는 알칼리성식품을 먹는다.
   산성식품인 육류는 칼륨이나 비타민 B_1을 파괴하여 정신집중을 방해한다. 그러므로 야채류, 과일, 해조류, 우유 등 알칼리성 식품을 충분히 섭취한다.
4. 비타민 B군과 레시틴이 많이 함유된 음식을 섭취한다.
   비타민 B군은 정신을 집중하거나 기억력을 증진시키는데 도움이 된다. 특히 B_1은 당질을 에너지로 전환할 때 필요한 물질이며, B_6, B_{12}는 빈혈을 막아주어 뇌의 움직임을 활발하게 도와준다. 비타민 B군 식품은 시금치, 무청, 부추, 샐러리, 쑥, 유제품, 계란 등이 있다.

수험생에게 도움을 주는 영양성분과 식품

영양소	작용	음체질 수험생에게 좋은 식품	양체질 수험생에게 좋은 식품
섬유질	저혈당, 변비 예방	김, 파래, 톳 양성인 채소와 과일류	미역, 다시마 음성인 채소와 과일류
칼슘	신경안정, 건강한 뼈	우유와 유제품	뼈째 먹는 생선
비타민 B군	뇌신경 세포 활성화	우유, 계란	바다 생선류, 콩류, 돼지고기
레시틴	뇌신경 세포 활성화 (뇌신경 세포 60%가 레시틴)	잣, 호도	콩류, 땅콩
단백질	기억, 사고, 언어, 운동 관장	닭고기, 계란 흰자	소맥배아, 맥주효모
아연	집중력 향상, 기억물질 생산	쇠간, 김, 파래	호박씨, 돼지간, 굴

5. 잦은 외식과 가공식품을 절제한다.

   인스턴트식품은 소금, 설탕, 인공첨가물이 많이 들어 있어 신진대사 장애를 유발시켜 뇌세포의 기능을 떨어뜨린다.

6. 유기산이 많이 함유된 식품을 섭취한다.

   음체질은 매실, 오미자, 재래종사과가 양체질은 귤, 딸기, 포도가 좋다.

7. 신경안정에 좋은 식품을 섭취한다.

   음체질은 우유, 매실 장아찌, 감자조림이 양체질은 대추차, 오징어, 젓갈류, 메밀국수, 된장 등이 좋다.

8. 학습능률을 높이기 위해 카페인이 들어 있는 식품을 체질에 맞게 적절히 활용한다. 양인은 원두커피나 녹차, 홍차를, 음인은 코코아를 활용한다.

9. 긍정적인 사고로 사기를 북돋우는 명상수련을 1일 20분 이상씩 꾸준히 실행한다.

잠깐!

체질별 수험생 지도법

양체질 수험생은 음기가 강한 밤 시간에 컨디션이 좋으므로 밤이나 새벽시간에 공부하는 것이 집중력을 높일 수 있다. 또한 가볍게라도 새벽운동을 꾸준히 하면 하루하루를 활기차게 생활할 수 있다. 반면 음체질 수험생은 밤 늦게까지 공부하는 것이 오히려 학습능률을 떨어뜨리고 건강을 해칠 수 있으므로 가능한 밤에는 충분히 잠을 잘 수 있도록 한다. 낮 시간에 집중해서 공부를 하고 잠깐씩 낮잠을 자면 피로도 풀고 몸의 컨디션을 높이는 데도 도움이 된다.

진로지도에도 체질에 따른 성격과 적성을 고려한다. 음체질은 사무직, 연구직, 교육 관련, 예술 관련 학과를 양체질은 정치, 사회사업, 영업, 운동 등과 관련한 학과를 선택하면 좋다.

음체질 수험생에게 좋은 섭생식단

주식	현미, 현미찹쌀
식물성 부식	샐러리, 무청, 부추, 쑥, 풋고추, 미나리
동물성 부식	쇠간, 닭간, 계란노른자, 우유
즙	샐러리, 미나리
과일	재래종사과, 매실, 호도, 레몬
조미료	참기름, 옥수수기름
기호식품	오미자차, 매실차, 레몬차, 유제품, 쑥차, 치즈

 음체질 수험생에게 좋은 **호두김밥**

재료 (2인분)
현미잡곡밥 1공기
호두 10g
황설탕 1큰술
김 4장
조림간장 4큰술
촛물(식초 5큰술, 황설탕 3큰술, 소금 1작은술, 다시마 1쪽, 레몬즙)

① 호두를 미지근한 물에 10분쯤 담갔다가 건진다.
② 냄비에 조림간장, 설탕을 넣고 끓이다가 호두를 넣어 간장이 없어질 때까지 조린다.
③ 촛물을 만들어 살짝 끓인 뒤 레몬즙을 뿌린다.
④ 현미잡곡밥을 고슬고슬하게 지어 뜨거울 때 촛물을 넣고 비빈다.
⑤ 김에 조림간장을 살짝 발라 굽는다.
⑥ 김 위에 초밥을 깔고 호두를 얹어 김밥을 만다.

양체질 수험생에게 좋은 섭생식단

주식	보리, 콩류, 메밀
식물성 부식	시금치, 양배추, 고구마, 미역, 호박, 다시마, 우엉, 콩제품
동물성 부식	바다 생선류, 돼지간, 굴, 고등어, 정어리, 말린 생선포, 잔뼈 생선류 등
즙	시금치, 양배추
과일	딸기, 귤, 포도, 사과
조미료	들기름, 콩기름, 간장, 된장, 새우젓
기호식품	대추차, 녹차, 커피, 땅콩, 모과차

 양체질 수험생에게 좋은 **뱅어포 튀김**

재료 (4인분)
뱅어포 40g, 콩기름
올리고당(적당히)

① 뱅어포를 4cm 크기로 사각으로 자른다.
② 뱅어포를 튀김 마에 담아 170도의 튀김 기름에 넣었다가 바로 꺼낸다.
③ 튀겨 낸 뱅어포가 뜨거울 때 황설탕을 뿌린다.

알고 먹으면 더 좋은 식품 정보··· 뱅어포

뱅어포는 성장기 청소년에게 꼭 필요한 단백질과 칼슘을 완벽하게 갖춘 식품이다. 뱅어포 한 장이면 하루 필요한 칼슘을 모두 얻을 수 있다. 뽀얗고 흰빛이 도는 것이 좋은 제품이다.

행복한 출산을 위한 체질요리

임신을 했다는 사실을 알게 된 순간부터 산모는 균형 있는 식사는 물론 건강한 생활 환경과 바른 마음가짐에 신경을 쓰게 된다. 그러나 건강한 아기를 출산하기 위한 준비는 임신을 결심한 순간부터 이루어져야 한다. 좋은 부모가 되기 위한 준비가 필요한 것이다.

그러면 부모가 되기 위해 무엇을 먼저 준비해야 할까? 아기를 가진 부모들의 가장 큰 걱정은 온갖 환경 공해와 유전병으로 불안한 세상에서 어떻게 건강한 아기를 안전하게 출산할 수 있을까 하는 것이다.

부모가 되기 위해서는 먼저 건강한 몸 만들기를 실천해야 한다. 맑고 깨끗한 섭생인의 몸에서 만들어진 생명력이 왕성한 정자와 난자가 최적의 환경 속에서 만날 때 아기는 건강체의 축복을 타고나게 된다. 때문에 섭생을 통한 부모의 몸 만들기는 불임부부들에게도 본래의 생명력을 되찾아줌으로써 임신 확률을 높여주는 효과적인 치료법이다. 실제로 한국섭생연구원에서 임신에 성공한 사례가 상당히 많다.

부모가 되기 위한 건강한 몸 만들기

1. 섭생을 통해 생리기능을 활성화한다.

    몸과 음식물의 기질이 균형을 이루는 섭생은 생리기능을 왕성하게 만든다. 우리가 먹는 모든 먹을거리는 음양의 독특한 기질을 지니고 있는 하나의 독립된 생명체이다. 각각의 생명체가 가지고 있는 생명 에너지를 온전히 받아들이기 위해서는 자연식, 생식, 전체식을 중시하는 섭생의 원칙을 반드시 지킨다. 가능한 가공을 적게 한 상태로 식물은 뿌리부터 잎, 줄기, 열매까지 생선은 머리에서 내장, 뼈까지 모두 먹는다.

2. 사랑과 기쁨이 넘치게 한다.

    스트레스에서 벗어나 사랑과 기쁨이 가득한 부부관계를 갖는다. 사랑과 기쁨은 시상하부를 자극해 호르몬 분비를 촉진하고 자율신경의 조절기능을 돕는 최고의 활력소이다. 사랑과 기쁨이 충만한 부부관계에서 두 사람의 만족감이 절정에 달했을 때 사정하는 것이 정자의 자궁 내 진입을 쉽게 해서 임신 확률을 높여 준다.

3. 불임에는 혈행과 증혈작용을 돕는 식품을 꾸준히 섭취한다.
4. 합장 합척 운동을, 그리고 전신체조를 꾸준히 한다.

■ 불임부부를 위한 섭생식품

신진대사를 높이는 식품

음체질	홍화씨, 익모초
양체질	밀배아, 밀기울, 상추, 콩

혈행을 좋게 하는 식품

음체질 검은 목이버섯, 고추, 밤, 마늘, 샐러리, 순무, 부추, 파슬리, 미나리

양체질 고등어, 다랑어, 강낭콩

증혈작용을 돕는 식품

음체질 당근, 계란, 구기자, 표고버섯, 참깨

양체질 검정콩, 시금치, 포도, 돼지고기, 해삼, 오징어

건강한 출산을 준비하는 임산부의 영양관리

1. 5대 영양소를 양적, 질적으로 증가시킨다.
2. 하루 세 끼니를 되도록 거르지 않는다.
3. 철분, 칼슘을 충분히 섭취한다.

    빈혈을 예방하기 위해 간, 난황, 녹색 채소류, 완전곡류, 맥주효모와 뼈째 먹는 생선류, 해조류를 체질에 맞게 섭취한다. 비타민 B와 C는 철분흡수를 도와주므로 계란, 유제품, 과일, 채소류를 함께 섭취한다. 단백질도 철분과 함께 헤모글로빈을 만드는 성분이므로 충분히 섭취한다.

4. 임신 중에는 매일 30g 정도의 단백질을 섭취한다.
5. 비타민 B_1, B_2, B_3, B_6, 엽산, 비타민C 등을 충분히 섭취한다(콩, 곡류 등 전체 식품과 신선한 채소류에 다량 함유).
6. 변비 예방에 각별히 주의한다.
7. 짜고 매운 음식을 피한다.

지나친 염분 섭취는 부종과 임신중독증, 고혈압을 유발한다.
8. 음체질은 커피를 절대 금하고 탄산음료수, 주스류, 의약 드링크류, 알코올성 음료는 모두 피한다.

임산부를 위한 체질별, 영양군별 권장 식품

영양소	작용	음체질에 좋은 식품	양체질에 좋은 식품
1군 단백질	각 신체 기관과 혈액 근육 만듦	쇠고기, 닭고기, 계란 오리알, 메추리알	돼지고기, 개고기 바다 생선류(오징어, 조개류, 새우, 등푸른 생선류 등) 콩제품
2군 칼슘	뼈와 이를 튼튼하게 한다	김, 우유, 코코아, 톳, 우렁이 치즈, 미꾸라지, 파래 아몬드, 요구르트 등	멸치뱅어포 등 뼈째 먹는 생선 미역, 다시마
3군 비타민 미네랄	각 기관의 기능과 상피조직 보호 단백질, 탄수화물 등 주 영양소 조절 보조 역할	녹황색채소 (당근, 토마토, 피망류) 대파, 양파, 샐러리, 버섯류 복숭아, 파인애플 등	녹황색채소 (시금치, 호박 등) 양배추, 오이, 배추 등 메론, 귤, 오렌지, 딸기, 포도 등
4군 탄수화물	에너지원 자궁 보호, 보온 역할	잡곡밥 (조, 수수, 현미, 찹쌀 등) 감자, 옥수수	보리밥 국수, 식빵 등 고구마
5군 유지류	에너지원 과잉 섭취시 비만 등 성인병 주의	참기름 옥수수기름 버터 마가린 등	들기름 콩기름

임산부의 체질별 칼슘과 철분 공급 식품

음체질				양체질			
칼슘		철분		칼슘		철분	
식품	함유량 mg/100g	식품	함유량 mg/100g	식품	함유량 mg/100g	식품	함유량 mg/100g
깨소금	1223	치커리차	27	건해삼	1384	대합	130
우렁	1202	깨소금	19	건멸치	1300	삶은 붕어	59.5
뱀장어구이	1129	두충차	17.4	물미역	1072	건해삼	53
오미자차	766	말린 김	17.6	뱅어포	1056	다시마조림	28
미꾸라지	736	말린 파래	17.2	건미역	959	감잎차	22.6
건파래	652	구기자차	14.7	게살	820	물미역	20
가공치즈	613	고춧가루	12.1	아가미젓갈	814	녹차	18.9
코코아분말	589	파슬리	10.6	미역튀각	792	결명자차	18.2
무말랭이	368	오미자차	10.5	감잎차	470	홍차	17.4
고춧잎	364	생쑥	10.9	멸치젓	592	말린 홍합	17.3
마른 김	325	겨자 가루	9.3	결명자차	533	바다가재	15.8
갓	259	미꾸라지	8	홍차	470	맛조개	15.6
아몬드	254	우거지	6.8	말린 정어리	393	미역튀각	14.2
파슬리	238	달걀	6.5	조개젓	378	조개젓	9.5
로얄제리	237	무말랭이	6.1	홍어	305	말린 잔새우	8.4
흑설탕	227	복숭아	6.9	녹차	245	미더덕	6.7
백상	227	율무쌀	6.8	건새우	238	삶은 녹두	6.0
겨자가루	221	우렁	5.8	건홍합	225		
초콜릿	200	살구	4.9	들깻잎	215		
우유	112			호박고지	215		

음체질 임산부의 빈혈을 없애주는 달래전

재료 (4인분)
달래 200g
쇠고기(또는 닭고기) 100g
고기 밑간(진간장 1큰술, 후춧가루, 참기름)
찹쌀가루 1컵, 물 1컵
소금, 후춧가루
옥수수기름, 진간장
식초 1큰술, 통깨

① 손질한 달래를 씻어 물기를 뺀다.
② 쇠고기는 결대로 얇게 채썰어 밑간을 한다.
③ 찹쌀가루와 물을 섞어 달래와 쇠고기를 넣고 소금, 후춧가루로 간을 맞춰 반죽을 만든다.
④ 달구어 놓은 프라이팬에 기름을 두르고 노릇노릇하게 지져낸다.
⑤ 적당한 크기로 썰어 초간장과 함께 접시에 낸다.

> **알고 먹으면 더 좋은 식품 정보 · · · 달래**
> 비타민 A, B1, C와 칼슘이 많이 든 달래는 빈혈을 없애주고 간장기능을 개선하고 동맥경화를 예방하는 효과가 있다. 이른 봄 밭이랑이나 논길에 무리를 이루며 자라는데 알뿌리가 클수록 매운맛이 강하다.

양체질 임산부의 빈혈 예방에 좋은 시금치된장국

재료 (4인분)
시금치 300g
모시조개 40g
된장, 다진 파, 다진 마늘

① 시금치를 다듬어 데치고, 모시조개는 소금물에 담가 해감시킨다.
② 냄비에 물을 붓고 된장을 풀어 끓인 뒤 시금치를 썰어 넣는다.
③ 한소끔 끓인 뒤 조개와 다진 파, 마늘을 넣어 한번 더 끓인다.

> **알고 먹으면 더 좋은 식품 정보 · · · 시금치**
> 칼슘과 철분이 풍부한 시금치. 줄기보다는 잎사귀에 유익한 영양소가 많이 들어 있다. 뿌리쪽이 붉고 잎이 뾰족하며 튼튼해 보이는 포항초, 즉 재래종 시금치가 맛도 좋고 몸에도 좋다.

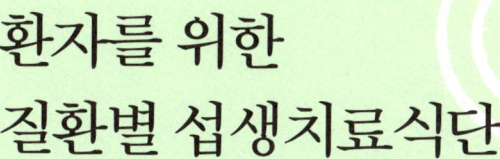

환자를 위한 질환별 섭생치료식단

모든 병은 잘못된 식습관에서 온다.

치료의 길 또한 음식에 있다.

고혈압, 심장병에서 암에 이르기까지

다양한 현대병을 치료하는 섭생치료식단.

음식에서 온 병 음식으로 고친다

모든 병의 원인은 음식이다. 자신의 체질과 맞지 않는 음식을 계속해서 먹게 되면 인체와 음식물이 조화를 이루지 못한 채 몸 안에 독소를 만들어 내면서 병이 찾아오기 때문이다. 따라서 건강을 유지하고 질병을 치료하는 데 일상적으로 먹는 음식을 잘 먹는 것보다 좋은 약은 없다. 몸과 먹을거리가 음양의 짝을 이루어 중화의 상태로 이르는 것이 바로 건강한 몸을 만드는 핵심이다.

건강한 사람은 섭취한 음식물을 몸 안에서 완전히 태우기 때문에 맑고 깨끗한 몸을 유지하고 있다. 연소는 우리 몸에 들어온 음식물이 소화기관을 거쳐 우리 몸의 생체환경에 적합한 요소로 변화하는 과정이다. 우리 몸은 음식물을 소화하는 과정에서 많은 양의 산소를 소비한다. 생리학적으로 볼 때 소화란 음식물이 산소와 만나 분해되는 산화 과정을 말한다.

그런데 체질에 맞지 않는 음식물이 들어오면 어떻게 될까? 우리 몸은 그것을 소화해내려고 안간힘을 쓰게 되고 그 과정에서 엄청난 양의 산소를 소비하게 된다. 우리 몸 속에서 산소를 무한정 생산하고 있다면 아무 문제가 없겠지만 우리 몸 속에 있는 산소의 양은 한정되어 있다. 당연히 이 과정에서 산소 부족 현상이 나타날 수밖에 없다. 체내의 만성적인 산소 부족은 인체에 치명적인 해를 입힌다. 온갖 질병의 원인이 되는 것은 물론 세포의 노화를 재촉한다.

그런데 체질에 맞지 않는 음식물들은 소화과정에서 산소 부족이라는 엄청난 희생을 치르고도 완전연소 되지 못하고 세포와 혈액 속에 해로운 찌꺼기를 남기고 만다. 이 찌꺼기들은 계속해서 세포의 정상적인 산소와 영양 공급을 방해한다.

그러므로 불완전연소는 곧 병으로 이르는 길이다. 마치 잘 썩지 않는 플라스틱이나 비닐 쓰레기로 인해 자연생태계가 병들고 파괴되는 것과 같이, 인간은 완전연소가 되지 않는 음식물에 의해 병이 드는 것이다.

따라서 병이 나면 우선 몸을 망친 먹을거리의 원인을 찾아 바른 식생활로 바꾸려는 노력이 필요하다. 음체질은 양성식품을, 양체질은 음성식품을 섭취해 중화를 이루면 인체 내 모든 세포의 기능이 정상적으로 작동이 되어 우리가 먹은 음식물은 모두 깨끗하게 연소된다. 영양 물질을 완전히 연소시키면 세포와 혈액 속에 노폐물이 쌓이지 않으므로 병이 날 까닭이 없다.

혈액은 고인 물처럼 한번 오염되었다고 해서 영 가망이 없는 것은 아니다. 체질에 맞는 음식물을 먹는다면 인체는 그것을 이용해 몸을 정화해 간다. 다만 이미 고여 있는 찌꺼기들을 내보내려면 오염된 만큼의 시간이 필요하다. 찌꺼기를 모두 흘려보내고 나면 깨끗해진 혈액은 다시 원활한 대사와 생리적 균형을 되찾는다. 그러면 우리 몸은 자연 치유력이 펄펄 살아 움직여 어떠한 질병도 이겨낼 수 있는 것이다.

빈혈

빈혈은 혈액 속의 적혈구가 부족하거나 혈액의 흐름에 장애가 생겨 일어나는 질환이다. 대개 철분의 공급이나 소화흡수가 원활하지 않을 때 빈혈이 생기며, 소화기궤양, 위염, 암, 월경과다, 분만, 치질 등으로 출혈을 많이 했을 때도 빈혈이 일어날 수 있다.

그러나 빈혈이 일어나는 주요 원인 역시 체질에 따른 섭생에 어긋난 식생활과 약물 남용에 있다. 그러므로 빈혈의 근본적인 치료를 위해서는 체질 섭생을 철저히 실천해야 한다.

빈혈 치료를 위한 생활수칙

1. 흡수가 빠른 철분 함유 식품을 충분히 섭취한다.
   육류나 어류 등 동물성 식품에 포함된 철분과 해조류의 철분이 체내 흡수가 빠르다. 따라서 체질에 맞게 달걀노른자, 쇠간, 미꾸라지, 새우, 멸치, 바지락, 다시마, 김, 파래 등의 식품을 충분히 먹는다.

2. 철, 단백질, 비타민을 균형 있게 섭취한다.

　　빈혈은 구체적으로 혈액 내 헤모글로빈의 부족에서 온다. 따라서 헤모글로빈이 잘 만들어지도록 하는 3가지 영양소인 철, 단백질, 비타민 가운데 어느 하나라도 부족함이 없도록 식단을 짜야 한다.

3. 식사 직후의 차와 커피는 철분의 흡수를 방해하므로 삼간다.
4. 식초가 도움이 된다.

　　식초나 감귤류 등 신맛 나는 음식은 위산분비를 촉진시키고 철의 흡수를 돕는다. 적혈구를 만드는데 필요한 비타민 B_{12}와 엽산이 많이 든 아몬드, 땅콩, 참깨, 들깨 등을 많이 먹는다.

5. 마음을 안정시켜서 세포의 재생을 왕성하게 한다.
6. 하루 한 번 이상 냉온욕으로 혈액순환을 돕는다.

빈혈 치료를 위한 음체질 섭생식단

주식	1일 2회 이상, 하루 식사량 중 32% 이하로 섭취
좋은 식품	현미, 찰현미
기타	쌀밥, 찹쌀밥(찹쌀 20%), 잡곡밥(수수, 조, 율무 20%), 옥수수
식물성 부식	1일 3회 이상, 하루 식사량 중 40% 이상 섭취
좋은 식품	달래, 파래, 김, 풋고추, 피망, 두릅, 톳, 고추잎, 파슬리, 당근, 감자, 부추, 목이버섯
기타	무, 미나리, 파, 연근, 열무, 버섯류, 쑥갓, 도토리묵, 갓, 고추장아찌, 마늘종, 냉이, 셀러리, 비트, 무순, 브로콜리, 콜리플라워, 아스파라거스, 도라지, 취나물, 죽순, 고비, 비름, 고수, 무릇, 마, 돌나물, 파래

동물성 부식	1일 1회 정도, 하루 식사량 중 10% 이상
좋은 식품	소지라, 난황
기타	닭고기, 오리고기, 메추리, 염소고기, 토끼고기, 알류, 민물생선류, 미꾸라지, 소간, 유제품, 칠면조, 민물뱀장어, 꿩고기, 쇠고기

과일	1일 1회 이상 섭취
좋은 식품	호도, 마른 살구, 토마토, 아몬드
기타	수박, 은행, 복숭아, 레몬, 국광사과, 파인애플, 무화과, 매실, 살구, 홍옥사과, 잣, 유자, 밤

즙	1일 1회 정도 섭취
	당근, 연근, 파슬리, 컴프리, 감자, 미나리, 국광사과, 토마토

조미료	하루 식사량 중 4% 이내 섭취
좋은 식품	참깨, 풋고추
기타	고추장, 천일염, 마늘, 생강, 현미식초, 겨자, 참기름, 옥수수 기름, 죽염, 흑설탕, 마요네즈, 토마토케첩

기호식품	적당하게
좋은 식품	로얄제리, 인삼, 익모초, 화분, 참당귀, 녹용, 토룡, 구기자
기타	밤꿀, 인삼, 율무차, 영지, 뱀, 오미자, 쌀과자, 팝콘, 정종, 동동주, 잡꿀

피해야 할 식품	
곡류	콩류, 보리, 밀가루, 메밀, 팥
채소류	시금치, 고구마, 오이, 호박, 상추, 깻잎, 더덕, 양배추, 콩나물, 배추
육류	돼지고기, 개고기, 바다 생선류, 붕어
과일	감, 귤, 포도, 배, 바나나, 참외
조미료	들기름, 콩기름, 유채기름, 된장, 젓갈
기호식품	커피, 홍차, 녹차, 스쿠알렌, 알로에, 담배, 맥주, 밀가루음식, 유제품

빈혈 치료를 위한 양체질 섭생식단

주식	1일 2회 이상, 하루 식사량 중 32% 이상 섭취
좋은 식품	검정콩, 완두콩
기타	녹두, 보리, 팥, 밀가루, 메밀
식물성 부식	1일 3회 이상, 하루 식사량 중 40% 이상을 섭취
좋은 식품	상추, 다시마, 양배추, 가지, 깻잎, 호박, 시금치
기타	오이, 우엉, 토란, 근대, 더덕, 숙주나물, 케일, 청포묵, 고구마, 아욱, 들깻잎, 콩나물, 메밀묵, 배추, 미역
동물성 부식	1일 1회 정도, 하루 식사량 중 10% 이하 섭취
좋은 식품	꽁치, 젓갈, 돼지간, 굴, 청어, 새우, 멸치, 바지락, 대합, 모시조개, 성게
기타	돼지고기, 바다 생선류, 어패류, 콩류와 콩제품
과일	1일 1회 이상 섭취
좋은 식품	포도, 자두, 대추, 부사사과
기타	바나나, 참외, 포도, 배, 메론, 감, 단감, 딸기, 밀감류, 앵두
즙	1일 1회 정도 섭취
	오이, 양배추, 시금치, 상추, 부사 사과, 포도
조미료	하루 식사량 중 4% 이내로 섭취
좋은 식품	멸치, 새우젓, 들기름
기타	콩기름, 어류의 알, 된장, 멸치젓
기호식품	적당하게
좋은 식품	해바라기씨, 땅콩, 결명자차, 대추차, 호박씨
기타	커피, 홍차, 칡, 알로에, 녹차, 콩물, 맥주, 아카시아꿀

피해야 할 식품

곡류	율무, 옥수수, 찹쌀, 조, 수수
채소류	쑥, 연근, 당근, 버섯류, 도라지, 쑥갓, 무, 양파, 갓, 미나리, 고사리
육류	쇠고기, 닭고기, 우유, 오리고기, 미꾸라지
과일	살구, 잣, 밤, 수박, 복숭아, 토마토, 재래종사과, 레몬, 파인애플
조미료	참기름, 옥수수기름, 마요네즈, 토마토케첩, 버터
기호식품	녹용, 인삼, 유제품, 영지, 밤꿀, 뱀, 로얄제리

소화기질환

소화기관에 문제가 생기면 쉽게 몸 전체에 나쁜 영향을 미치게 된다. 우리 몸은 음식을 통해 생명 에너지를 얻기 때문이다. 그러므로 평소 특별한 병이 없더라도 위장을 건강하게 해 에너지원의 소화흡수 기능을 원활하게 유지하는 것은 매우 중요하다.

소화기관은 체질섭생건강법과 가장 밀접한 관련이 있는 장기이기 때문에 소화기질환의 치료는 섭생으로 가장 빠른 효과를 볼 수 있다.

소화기의 이상을 느끼거나 소화기질환을 가지고 있는 사람은 먼저 자신의 체질을 바로 알고 지금까지 먹어왔던 음식 중 체질과 맞지 않는 것을 끊어야 한다. 그리고 체질에 맞는 대체식품을 찾아 소화기능의 회복을 도울 수 있는 식품들을 집중적으로 식단에 활용해야 한다.

건강한 위장을 만드는 섭생수칙

1. 편안한 마음가짐으로 안정을 취한다.

2. 단백질과 미네랄을 충분히 섭취한다.

　단백질은 위장 점막을 만들고, 미네랄은 위 점막의 활성을 높여준다.

3. 자극적인 음식은 피한다.

　너무 뜨겁거나 찬 음식, 맵고 짠 음식, 말린 채소나 건어물 등 지나치게 딱딱한 음식을 피한다.

4. 정해진 시간에 먹는다.

　규칙적인 식사시간을 갖고 최소 잠자기 3시간 전에는 음식물을 섭취하지 않는다. 그래야 위액의 농도가 너무 진해지거나 위액의 분비 양이 지나쳐 생기는 소화기의 이상을 막을 수 있다.

5. 밥과 국을 따로 먹는다.

　식사 30분전부터 식후 2시간까지는 물과 국물류를 절제하며 목이 마를 때는 과일로 대체한다.

6. 음식은 충분히 씹는다.

　음식은 조금 모자란 듯이 먹고, 충분히 씹어서 위장에 머무는 시간을 줄인다.

7. 위장을 강화하는 맨손체조, 걷기, 허리운동, 배운동을 한다

　틈틈이 허리 돌리기를 하면 소화기관을 자극해서 좋다.

8. 하체를 따뜻하게 하고 옷을 느슨하게 입어 소화를 돕는다.

9. 때로는 금식을 한다.

　소화기에 무리가 있거나 구토, 출혈 등이 심할 때는 한두 끼 거르는 것이 치료에 도움이 된다. 금식한 후에는 유동식, 죽, 밥의 순서로 먹어 위장기능의 회복을 돕는다. 그러나 어린아이들은 금식이 오히려 해로우므로 우유나 두유, 미음 등 부드러운 음식을 체질에 맞게 선택해 조금씩 먹도록 한다.

소화기질환 치료를 위한 음체질 섭생식단

주식 1일 2회 이상, 하루 식사량 중 32% 섭취
좋은 식품 율무, 찹쌀, 수수, 흰쌀, 옥수수
기타 조, 검은쌀

식물성 부식 1일 3회 이상, 하루 식사량 중 40% 이상 섭취
좋은 식품 감자, 무, 파슬리, 쑥, 표고버섯, 민들레, 김, 양파, 냉이, 목이버섯, 파래, 연근, 당근, 마늘, 순무, 고추
기타 미나리, 파, 두릅, 열무, 버섯류, 피망, 쑥갓, 달래, 도토리묵, 갓, 고추장아찌, 마늘종, 풋고추, 샐러리, 비트, 무순, 브로콜리, 콜리플라워, 아스파라거스, 도라지, 톳, 취나물, 죽순, 고비, 비름, 고수, 무릇, 마, 돌나물

단백질 공급원 1일 1회 정도, 하루 식사량 중 10% 정도
좋은 식품 쇠간, 닭고기, 양고기, 염소고기, 미꾸라지, 잉어, 칠면조, 달걀
기타 오리고기, 메추리, 토끼, 알류, 가물치, 빙어, 향어, 메기, 민물 뱀장어, 송어, 연어, 꿩, 쇠고기

과일 1일 1회 이상 섭취
좋은 식품 토마토, 파인애플, 복숭아, 매실, 레몬, 밤, 유자, 수박, 탱자, 은행
기타 호도, 국광사과, 무화과, 살구, 잣, 홍옥사과

즙 1일 1회 정도 섭취
민들레, 파슬리, 쑥, 토마토

조미료 하루 식사량 중 4% 이내로 섭취
좋은 식품 마늘, 후추, 생강, 파, 고추
기타 고추장, 천일염, 생강, 현미식초, 겨자, 참깨, 참기름, 옥수수기름,

	죽염, 흑설탕, 마요네즈, 토마토케첩
기호식품	적당하게
좋은 식품	인삼, 영지, 당귀, 반비(살모사), 국화차, 봉숭아씨, 마, 솔잎, 밤꿀, 초란, 산사자, 구기자, 두릅, 스피루리나, 매실
기타	밤꿀, 인삼, 율무, 영지, 뱀, 오미자, 레몬, 쌀과자, 팝콘, 정종, 동동주, 잡꿀, 녹용

피해야 할 식품

곡류	콩류, 보리, 밀가루, 메밀, 팥
채소	오이, 호박, 콩나물, 시금치, 배추, 상추, 깻잎, 더덕, 양배추, 고구마
육류	돼지고기, 개고기, 바다 생선류, 붕어
과일	감, 귤, 포도, 배, 바나나, 참외
조미료	들기름, 콩기름, 유채기름, 된장, 젓갈
기호식품	알코올 음료, 카페인 음료, 탄산 음료, 스쿠알렌, 알로에, 담배, 맥주

■ 소화기질환 치료를 위한 양체질 섭생식단

주식	1일 2회 이상, 하루 식사량 중 32%를 섭취
좋은 식품	보리, 검정콩, 메밀, 녹두, 노란콩
기타	팥, 밀가루, 콩류
식물성 부식	1일 3회 이상, 하루 식사량 중 40% 이상 섭취
좋은 식품	시금치, 양배추, 우엉, 오이, 씀바귀, 상추, 다시마, 질경이, 더덕, 토란, 배추
기타	가지, 토란, 근대, 숙주나물, 케일, 청포묵

단백질 공급원	1일 1회 정도, 하루 식사량 중 10% 정도	
좋은 식품	오징어, 조기, 해파리, 노란콩, 검은콩, 청국장	
기타	돼지, 팥, 바다 생선류, 어패류, 콩류, 콩제품	
과일	1일 1회 이상 섭취	
좋은 식품	바나나, 김, 대추, 귤, 배, 금귤	
기타	참외, 포도, 메론, 단감, 딸기, 밀감류, 부사사과, 앵두, 자두	
즙	1일 1회 정도 섭취	
	양배추, 오이, 상추, 시금치, 질경이, 씀바귀	
조미료	하루 식사량 중 4% 이내로 섭취	
좋은 식품	들깨, 청국장	
기타	콩기름, 어류알, 새우젓, 된장, 들기름, 멸치젓	
기호식품	적당하게	
좋은 식품	갈근, 더덕, 박하, 결명자, 알로에, 엿기름, 호프	
기타	커피, 홍차, 대추차, 녹차, 두유, 맥주, 아카시아꿀	

피해야 할 식품

곡류	율무, 옥수수, 찹쌀, 조, 수수
채소	쑥, 연근, 당근, 버섯류, 도라지, 쑥갓, 무, 양파, 갓, 미나리, 고사리
육류	쇠고기, 닭고기, 우유, 오리, 미꾸라지
과일	살구, 잣, 밤, 수박, 복숭아, 토마토, 재래종사과, 레몬, 파인애플
조미료	참기름, 옥수수기름, 마요네즈, 토마토케첩, 버터
기호식품	알코올 음료, 카페인 음료, 탄산 음료, 녹용, 인삼, 유제품, 영지, 밤꿀, 뱀

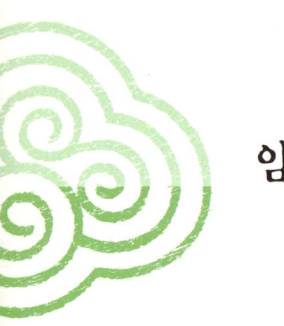

암

현대인의 가장 높은 사망 원인인 암 역시 자기 체질에 맞지 않는 음식물을 지속적으로 섭취하는 것이 주된 원인이다. 체질에 맞지 않는 음식은 우리 몸 속에서 완전연소되지 못하기 때문에 활성산소를 만들고 세포의 이상 반응을 일으킨다. 그로 인해 우리 몸 속에서는 비정상적인 세포조직이 형성되고 정상적인 세포를 만드는 DNA가 손상돼 종양이 생기고 암이 생기는 것이다.

현대의학으로 완벽하게 해결하지 못하는 암 환자들에게 남은 한 가닥 희망은 우리 몸에 아직 남아있는 정상세포의 면역력을 높여 암세포의 증식을 막는 방법뿐이다. 이로 인해 많은 환자들이 이런저런 대체의학의 식이요법에 매달리게 된다. 그러나 잘못된 식품이나 약품의 선택이 오히려 암세포의 증식을 돕는 경우가 허다하다.

세상에서 나의 몸이 하나이듯이 내 몸에 생긴 암을 치료하는 데에도 내 몸에 맞는 방식이 필요하다. 암 환자들은 어떤 식품이 암에 좋다는 무분별한 정보에 신경을 쓰기 전에 먼저 내 몸에서 암이 생긴 원인을 짚어보고, 내 몸에 맞는 방식으로 치료 계획을 세워야 한다.

암을 이기는 섭생수칙

1. 매사에 감사하는 마음을 갖는다.
   감사하는 마음은 심리적 안정은 물론 자율신경계와 호르몬 분비를 활발하게 해준다. 기쁨이 넘치는 생활을 하게 되면 정상세포의 신진대사가 활성화된다.
2. 육류섭취를 줄이고 다른 영양소와 균형을 이룬 식사를 한다.
   육류의 과잉섭취는 체액을 산성으로 만들어 암세포의 성장에 좋은 환경을 제공한다.
3. 과일과 야채로 비타민·무기질, 섬유질을 충분히 섭취한다.
   비타민과 무기질, 섬유질은 배설물의 장관 통과를 촉진시켜 발암물질인 카시노젠의 유해한 작용을 막아준다.
4. 지나친 일광욕이나 과도한 운동은 자제한다.
   지나친 일광욕이나 운동은 암의 원인이 되므로 휴식이나 명상 가벼운 산책 등으로 신체의 기를 맑게 하고 심신을 편안히 하는 것이 좋다.
5. 산소를 충분히 섭취한다.

■ 암 치료를 위한 음체질 섭생식단

주식	1일 2회 이상, 하루 식사량 중 32% 섭취
좋은 식품	율무, 옥수수, 현미

기타	쌀밥, 조, 찹쌀현미
식물성 부식	1일 3회 이상, 하루 식사량 중 40% 이상 섭취
좋은 식품	당근, 양파, 감자, 송이버섯, 마늘, 파, 표고버섯, 김, 무, 톳, 미나리
기타	고사리, 도라지, 냉이, 쑥갓, 죽순, 파래, 산나물류, 샐러리, 부추
동물성 부식	1일 1회 정도, 하루 식사량 중 10% 이하 섭취
좋은 식품	우유, 뱀장어
기타	쇠고기, 사슴고기, 메기, 노루고기, 사골, 잉어, 우뭇가사리, 닭고기, 오리고기, 달걀
과일	1일 2회 이상 섭취
좋은 식품	살구, 복숭아
기타	파인애플, 무화과, 살구, 잣, 밤, 매실, 홍옥사과, 유자
즙	1일 3회 이상 섭취
	감자, 당근
조미료	하루 식사량 중 4% 이내로 섭취
좋은 식품	검은 참깨, 파, 마늘
기타	죽염, 설탕, 옥수수기름, 고추장, 생강, 천일염, 참기름
기호식품	적당하게
좋은 식품	살구씨, 표고버섯, 아스파라거스, 표고버섯 균사체, 영지
기타	유자, 솔, 유제품, 녹용, 웅담, 밤꿀(잡꿀)
피해야 할 식품	
곡류	콩류, 밀가루, 메밀, 팥, 녹두
채소	오이, 호박, 콩나물, 시금치, 양배추, 상추, 깻잎, 우엉, 신선초, 케일
육류	돼지고기, 개고기, 바다 생선류
과일	감, 귤, 포도, 배, 바나나, 참외, 자몽, 부사사과

조미료	들기름, 콩기름, 유채기름, 된장, 젓갈, 마요네즈
기호식품	스쿠알렌, 담배, 커피, 알로에, 아카시아꿀, 맥주, 밀가루음식

■ 암 치료를 위한 양체질 섭생식단

주식	1일 2회 이상, 하루 식사량 중 32% 섭취
좋은 식품	밀, 소맥배아, 보리, 완두콩, 땅콩
기타	검정콩, 녹두, 팥, 밀가루, 메밀
식물성 부식	1일 3회 이상, 하루 식사량 중 40% 이상 섭취
좋은 식품	우엉, 가지, 양배추, 다시마, 콩나물, 미역, 시금치, (애)호박, 고구마
기타	상추, 오이, 토란, 근대, 숙주나물, 케일, 청포묵, 아욱, 들깨잎, 메밀묵, 배추
동물성 부식	1일 1회 정도, 하루 식사량 중 10% 이하 섭취
좋은 식품	굴, 순두부, 검정콩, 완두콩, 노란콩
기타	돼지고기, 팥, 바다 생선류, 어패류, 기타 콩류, 콩제품
과일	1일 2회 이상
좋은 식품	감귤류, 바나나, 부사사과, 포도
기타	참외, 배, 메론, 감, 대추, 딸기, 밀감류, 앵두, 자두
즙	1일 3회 이상
	신선초, 고구마, 양배추
조미료	하루 식사량 중 4% 이내로 섭취
좋은 식품	콩기름
기타	어류알, 새우젓, 된장, 들기름, 멸치젓

기호식품	적당하게
좋은 식품	앵두씨, 소맥배아, 맥주효모, 해바라기씨, 녹차, 땅콩
기타	커피, 홍차, 칡, 더덕, 알로에, 대추차, 결명자, 두유, 맥주, 아카시아꿀
피해야 할 식품	
곡류	율무, 옥수수, 찹쌀, 조, 수수
채소	쑥, 연근, 당근, 버섯류, 도라지, 쑥갓, 무, 양파, 갓, 미나리, 고사리
육류	쇠고기, 닭고기, 우유, 오리고기, 미꾸라지
과일	살구, 잣, 밤, 수박, 복숭아, 토마토, 재래종사과, 레몬, 파인애플
조미료	참기름, 버터, 옥수수기름, 마요네즈, 토마토케첩
기호식품	녹용, 인삼, 유제품, 영지, 밤꿀, 뱀, 로얄제리

고혈압

혈관 내벽에 지방과 콜레스테롤이 쌓여 혈관이 좁아지거나 혈액의 점도가 진해지는 경우, 심장이 약해 피 흐름이 느려지면 혈관 벽의 압력이 높아져 고혈압이 된다. 따라서 피를 맑게 유지하고 혈관 벽에 지방이나 콜레스테롤이 쌓이지 않게 하여 혈액 순환을 원활하게 만들면 고혈압은 충분히 예방할 수 있다. 맑은 피를 잘 흐르게 하는 길은 바로 섭생을 통한 음식물의 완전연소에 있다.

체질에 맞는 식품으로 식생활을 바꾸면 혈관 벽을 구성하는 세포도 건강해지고 혈관의 기능도 강화되어 혈액 순환이 순조롭게 이루어진다. 고혈압은 섭생을 통해 가장 쉽게 치료할 수 있는 병이다.

고혈압 치료를 위한 섭생수칙

1. 표준 체중을 유지한다.

고혈압 환자는 우선 표준 체중을 목표로 섭생을 시작한다. 표준체중은 자신의 신장에서 100을 빼고 여기에 0.9를 곱한 것 즉 (신장cm-100)× 0.9로 잡고 있으며 여기에 10%쯤 더하거나 빼더라도 건강에는 별 무리가 없다. 무리한 체중조절은 위험이 따르므로 첫 달은 1개월에 5kg, 그 다음 달부터는 1~2kg정도 감량하는 것이 적절하다.

2. 소금을 적게 먹는다.

짠 음식을 많이 먹으면 혈액의 염분 농도가 올라가면서 혈관벽이 두꺼워지고 그로 인해 혈압이 올라가게 된다. 정제된 소금은 고혈압의 가장 큰 적이다. 다시마, 미역 등 해조류를 통해 간접적으로 염분을 섭취하고 짠맛이 필요할 때는 질 좋은 천일염을 쓰는 것이 좋다. 양체질인 경우 된장찌개나 청국장찌개를 섭취할 때 미역이나 다시마를 넣으면 해조류에 함유된 알긴산이 체내의 식염 흡수를 억제해 주므로 도움이 된다.

3. 단백질과 칼슘 식품을 적절하게 섭취한다.

혈압이 오를 것을 염려해 아예 육류를 끊고 채식을 하는 것은 옳지 않다. 메치오닌과 같은 아미노산이 많이 함유된 동물성 단백질은 나트륨의 배설을 촉진하고 혈압 강하를 돕는다. 특히 고혈압 환자는 단백질 섭취가 부족하면 혈관 벽을 튼튼하게 하는 콜라겐 합성에 문제가 발생해 뇌졸중으로 진전될 가능성이 있다. 그러므로 반드시 체질에 맞는 식물성 단백질이나 육류에서 적절한 단백질을 섭취해야 한다. 또한 칼슘 섭취량을 늘려 나트륨에 의한 혈압상승을 억제할 필요가 있다.

4. 콜레스테롤 섭취를 제한한다.

식물성 기름이나 어류에 많은 불포화지방산은 혈압을 내리고 혈전 현상을 예방하는 효과가 있으므로 체질에 맞게 적당히 섭취한다. 특히 조개류에는 콜레스테롤 섭취를 억제하는 스테롤계 물질이 함유되어 있으므로 양인이 섭취하면 좋다.
5. 비타민과 무기질 식품을 충분히 섭취한다.

고혈압에는 과일식사가 좋다. 심장과 혈관에 부담을 주지 않으면서 소화흡수가 뛰어난 과당·포도당이 인체에 필요한 최소 열량을 공급해 주기 때문이다.

동맥경화를 억제하는 피리독신, 니코틴산, 아스콜빈산, 토코페롤, 판토텐산, 콜린, 이노시톨 같은 비타민이 많은 현미·잡곡밥·콩류·녹황색채소를 체질 따라 섭취한다. 특히 비타민 A가 부족하면 혈액응고를 방지하는 물질의 생성이 저하되므로 비타민 A가 풍부한 식품을 충분히 섭취하는 게 좋다.

6. 섬유질을 충분하게 섭취한다.

섬유질은 지방의 소화·분해 및 지용성 비타민의 흡수를 돕고 간으로 되돌아가는 담즙을 빨아들여 대변으로 배설시킨다. 담즙이 많이 배설될수록 혈중 콜레스테롤을 떨어뜨릴 수 있다.

7. 항상 몸을 따뜻하게 한다.

추위를 타면 체온을 유지하기 위해 모공을 막고 혈관을 수축시키기 때문이다. 또 정신적으로 불안하거나 긴장되면 교감신경에 의해 혈관이 수축된다.

> **잠깐!**
>
> ### 고혈압에 좋은 마사지법
>
> 물수건으로 하루 2~3회 전신을 문질러 준다.
> 방망이로 발바닥 오목한 부분을 50회 이상 쳐준다.
> 손가락, 발가락을 오므렸다 폈다 반복한다.

8. 적당한 운동을 한다.

　운동은 혈액순환을 원활하게 만들어 심장기능을 강화시킬 뿐만 아니라, 혈관벽에 붙어있는 지방덩어리와 콜레스테롤을 녹여 운동에너지로 활용하기 때문에 고혈압의 예방이나 치료에 많은 도움이 된다.

9. 술과 음료를 적절하게 마시는 것도 도움이 된다.
10. 스트레스를 풀고 마음을 편안하게 갖는다.

고혈압 치료를 위한 음체질 섭생식단

주식	1일 2회 이상, 하루 식사량 중 32% 섭취
좋은 식품	현미, 옥수수
기타	쌀밥, 찹쌀, 수수, 조, 율무
식물성 부식	1일 3회, 하루 식사량 중 40% 이상
좋은 식품	마늘, 양파, 미나리, 감자, 당근, 고사리, 피망, 무, 톳, 김, 죽순, 표고버섯
기타	파, 연근, 두릅, 열무, 버섯류, 피망, 쑥갓, 달래, 도토리묵, 갓, 마늘종, 고추장아찌, 풋고추, 냉이, 쑥, 샐러리, 비트, 무순, 브로콜리, 취나물, 콜리플라워, 아스파라거스, 도라지, 고비, 비름, 고수, 무릇, 마, 파래, 돌나물,
동물성 부식	1일 1회, 하루 식사량 중 10% 정도
좋은 식품	초란, 닭고기, 달걀, 오리고기, 오리피, 미꾸라지, 잉어, 오리알
기타	닭고기, 메추리, 염소고기, 토끼고기, 알류, 가물치, 빙어, 향어, 메기, 송어, 칠면조, 민물뱀장어, 연어, 꿩고기, 우유, 쇠고기
과일	1일 1회 이상

좋은 식품	토마토, 살구, 잣, 복숭아, 수박, 레몬, 홍옥사과, 유자, 은행, 석류, 국광사과
기타	호도, 파인애플, 무화과, 밤, 매실, 잣
즙	1일 2회 정도
	쑥갓, 당근, 샐러리, 쑥, 미나리, 감자, 토마토, 레몬
조미료	하루 식사량 중 4%
좋은 식품	참깨, 마늘, 현미식초
기타	고추장, 천일염, 마늘, 생강, 겨자, 참기름, 옥수수기름, 죽염, 흑설탕, 마요네즈, 토마토케첩
기호식품	적당하게
좋은 식품	목이버섯, 영지, 구기자, 양파껍질, 솔잎, 익모초, 두충차, 토룡, 인삼, 산사자, 표고버섯 균사체
기타	밤꿀, 율무, 뱀, 오미자, 레몬, 쌀과자, 팝콘, 정종, 동동주, 잡꿀
피해야 할 식품	
곡류	식빵, 콩류, 보리, 밀가루, 메밀, 팥
채소	근대, 오이, 호박, 콩나물, 시금치, 상추, 깻잎, 더덕, 양배추, 고구마
육류	돼지고기, 개고기, 젓갈, 새우, 게, 참치, 바다 생선류, 붕어
과일	감, 귤, 포도, 배, 바나나, 참외
조미료	들기름, 콩기름, 유채기름, 된장, 젓갈
기호식품	알코올 음료, 스쿠알렌, 알로에, 담배, 맥주, 커피, 밀가루음식

고혈압 치료를 위한 양체질 섭생식단

주식	1일 2회 이상, 하루 식사량 중 32% 정도 섭취
좋은 식품	팥, 검정콩, 메밀, 녹두, 완두콩
기타	잡곡밥(검정콩, 녹두, 보리, 팥, 각 30% 이상), 밀가루, 메밀
식물성 부식	1일 3회 이상, 하루 식사량 중 40% 이상 섭취
좋은 식품	호박, 오이, 콩나물, 미역, 시금치, 숙주나물, 고구마, 신선초, 다시마, 양배추
기타	아욱, 들깻잎, 메밀묵, 배추, 상치, 가지, 우엉, 토란, 근대, 숙주나물, 케일, 청포묵
단백질 공급원	1일 1회, 하루 식사량 중 10% 정도
좋은 식품	콩, 두부, 된장, 완두콩, 개고기, 굴, 돼지고기, 검정콩, 해삼, 참치, 어패류
기타	돼지고기, 팥, 바다 생선류, 기타 콩류, 콩제품
과일	1일 1회 이상 섭취
좋은 식품	포도, 귤, 감, 대추, 키위, 부사사과
기타	바나나, 참외, 배, 메론, 단감, 딸기, 밀감류, 앵두, 자두
즙	1일 2회 정도
	양배추, 오이, 시금치, 고구마, 신선초
조미료	하루 식사량 중 4% 이내 섭취
좋은 식품	들깨, 들기름
기타	콩기름, 어류알, 새우젓, 된장, 멸치젓
기호식품	적당하게
좋은 식품	칡, 결명자차, 들깨차, 호박씨, 해바라기씨

| 기타 | 커피, 홍차, 더덕차, 알로에, 대추차, 녹차, 두유, 맥주, 아카시아꿀 |

피해야 할 식품

곡류	율무, 옥수수, 찹쌀, 조, 수수
채소	갓, 미나리, 연근, 쑥, 당근, 버섯 류, 도라지, 쑥갓, 무, 양파, 고사리
육류	쇠고기, 닭고기, 노루고기, 사슴고기, 달걀, 우유, 오리고기, 미꾸라지
과일	토마토, 복숭아, 살구, 잣, 밤, 수박, 재래종사과, 레몬, 파인애플
조미료	참기름, 옥수수기름, 마요네즈, 백설탕, 토마토케첩, 버터
기호식품	알콜 음료, 녹용, 인삼, 유제품, 영지, 밤꿀, 뱀, 로얄제리

심장병

심장은 1분에 약 70회씩 박동하면서 약 5l의 혈액을 내보낸다. 하루 동안의 심장 박동수는 약 10만 번, 방출하는 혈액은 무려 1만 5천 l 나 된다. 이 엄청난 양이 우리 몸 속 곳곳에 뻗어있는 12만 km의 혈관 속을 달리면서 산소와 영양물질을 공급하고 탄산가스와 노폐물을 거둬들이고 있다. 이렇게 엄청난 일을 하는 심장은 심장 표면을 덮고 있는 관상동맥으로부터 에너지를 공급받는다.

협심증, 심근경색 등의 심장질환은 이 관상동맥에 불순물이 끼거나 동맥경화가 진행되면서 심장에 혈액이 부족해지고, 그로 인해 심장이 산소와 영양을 제대로 공급받지 못할 때 생기는 질환이다.

따라서 심장병을 막으려면 관상동맥의 혈관을 건강하게 유지하기 위해 콜레스테롤치를 높이지 않는 저지방 식사, 혈관의 힘을 강하게 하는 단백질, 미네랄이 충분한 식사, 혈관 내에 불순물이 쌓이지 않도록 막아주는 섭생을 실천해야 한다.

심장병 치료를 위한 섭생수칙

1. 늘 조금 모자란 듯이 먹는다.
   과식이나 폭식을 하면 식사 후에 혈당치나 혈압이 급격히 올라가고 심장박동수가 증가해 심장에 부담을 준다.
2. 동물성 지방은 적게 먹는다
3. 체질에 맞는 단백질, 비타민, 미네랄, 섬유질을 충분히 섭취한다.
   단백질, 비타민, 미네랄을 충분히 섭취하면 심장근육이 강해지고 심장박동력도 좋아진다. 섬유질의 충분한 섭취는 변비로 인한 심장 발작의 위험을 막아준다.
4. 오래 씹어 먹을 수 있는 알곡 형태의 식품을 주로 먹는다.
5. 소금과 백설탕은 가능한 적게 먹는다.
6. 마음의 안정을 취한다.
7. 환절기의 급격한 온도변화 등 갑작스런 충격을 피해 심장마비를 예방한다.

심장병 치료를 위한 음체질 섭생식단

주식	1일 2회 이상, 하루 식사량 중 32% 이하
좋은 식품	현미
기타	흰쌀, 찹쌀, 수수, 조, 율무, 옥수수
식물성 부식	1일 3회, 하루 식사량 중 40% 이상
좋은 식품	버섯류, 마늘, 미나리, 도라지, 감자, 연근, 양파, 무, 김, 톳, 표고버섯,

		쑥갓
기타		파, 두릅, 열무, 피망, 달래, 도토리묵, 갓, 고추장아찌, 마늘종, 풋고추, 냉이, 쑥, 김, 샐러리, 비트, 무순, 브로콜리, 콜리플라워, 아스파라거스, 도라지, 취나물, 당근, 죽순, 고비, 비름, 고수, 무릇, 마, 돌나물, 파래
동물성 부식	1일 1회, 하루 식사량 중 10% 이상	
좋은 식품		달걀, 닭고기, 오리고기, 오리알
기타		메추리, 염소, 토끼고기, 알류, 가물치, 미꾸라지, 빙어, 향어, 메기, 송어, 칠면조, 민물뱀장어, 연어, 꿩고기, 잉어, 쇠고기, 우유
과일	1일 1회 이상	
좋은 식품		토마토, 복숭아, 아몬드, 국광사과, 유자, 레몬, 호도, 홍옥사과
기타		수박, 은행, 파인애플, 무화과, 살구, 밤, 매실, 잣
즙	1일 1회 이상	
		감자, 당근, 미나리, 토마토, 쑥갓, 솔잎, 샐러리
조미료	하루 식사량 중 4%	
좋은 식품		참깨, 마늘, 현미식초, 후추
기타		고추장, 천일염, 마늘, 생강, 겨자, 참기름, 옥수수기름, 죽염, 흑설탕, 마요네즈, 토마토케첩
기호식품	적당하게	
좋은 식품		솔잎, 영지, 인삼, 표고버섯균사체, 목이버섯, 감초, 표고버섯, 뱀, 마, 녹용, 황기
기타		구기자, 밤꿀, 율무, 뱀, 오미자, 레몬, 쌀과자, 팝콘, 정종, 동동주, 잡꿀, 녹용, 유제품, 반비
피해야 할 식품		
곡류		콩류, 보리, 밀가루, 메밀, 팥

채소	시금치, 고구마, 오이, 호박, 상추, 깻잎, 더덕, 양배추, 신선초, 콩나물
육류	돼지고기, 개고기, 바다 생선류, 붕어
과일	감, 귤, 포도, 배, 바나나, 참외
조미료	들기름, 콩기름, 유채기름, 된장, 젓갈
기호식품	알코올 음료, 커피, 스쿠알렌, 알로에, 담배, 맥주, 밀가루음식

■ 심장병 치료를 위한 양체질 섭생식단

주식	1일 2회 이상, 하루 식사량 중 32%
좋은 식품	메밀, 검정콩, 완두콩, 노란콩
기타	녹두, 보리, 밀가루, 팥
식물성 부식	1일 3회 이상, 하루 식사량 중 40% 이상
좋은 식품	고구마, 다시마, 곤약, 신선초, 양배추, 오이, 질경이, 가지, 미역
기타	상추, 우엉, 토란, 근대, 숙주나물, 케일, 청포묵, 호박, 아욱, 들깻잎, 콩나물, 메밀묵, 배추, 미역
단백질 공급원	1일 1회, 하루 식사량 중 10% 이상
	콩 제품을 주 공급원으로 한다
	(돼지고기, 바다 생선류, 어패류도 괜찮다)
과일	1일 1회 이상
좋은 식품	귤, 바나나, 딸기, 포도, 대추
기타	참외, 배, 메론, 감, 대추, 단감, 밀감류, 부사사과, 앵두, 자두
즙	1일 1회 이상
	오이, 양배추, 고구마, 귤, 신선초, 질경이, 상추, 시금치

조미료	하루 식사량 중 4%
좋은 식품	들깨, 들기름
기타	콩기름, 어류알, 새우젓, 된장, 멸치젓
기호식품	적당하게
좋은 식품	녹차, 포도주, 칡, 결명자차, 들깨차, 해바라기씨, 감잎차, 땅콩, 질경이
기타	커피, 홍차, 더덕, 알로에, 대추차, 녹차, 두유, 맥주, 아카시아꿀
피해야 할 식품	
곡류	율무, 옥수수, 찹쌀, 조, 수수
채소	갓, 미나리, 연근, 쑥, 당근, 버섯류, 도라지, 쑥갓, 무, 양파, 고사리
육류	쇠고기, 닭고기, 우유, 오리고기, 미꾸라지
과일	살구, 잣, 밤, 수박, 복숭아, 토마토, 재래종사과, 레몬, 파인애플
조미료	참기름, 옥수수기름, 마요네즈, 토마토케첩, 버터, 백설탕
기호식품	녹용, 인삼, 유제품, 영지, 밤꿀, 뱀, 로얄제리

당뇨병

당뇨병은 체질에 맞는 섭생식사로 잘 낫는 질환이다.

우리가 섭취한 영양물질이 세포 속으로 들어가지 못하고 혈관 내에 떠돌다가 몸밖으로 그냥 나와버리는 것, 다시 말해 세포가 문을 열지 않아서 포도당이 소변을 통해 버려지는 것이 당뇨병이다. 세포가 문을 열지 않는 이유는 바로 체질에 맞지 않는 음식을 먹었기 때문이다. 그러나, 체질에 맞는 음식을 섭취해도 정신적인 스트레스로 호르몬과 자율신경계에 이상이 생기거나 운동부족으로 세포의 신진대사가 떨어지면 치료가 어렵다. 그러므로 단순히 체질에 맞는 먹을거리를 골라 먹는 것만으로 질병을 치료하려는 기대는 버려야 한다. 진정한 섭생건강법은 먹을거리에서 출발해 생활과 환경, 마음가짐 모든 것을 바꾸어야 효과를 볼 수 있다.

당뇨병 치료를 위해 지켜야 할 섭생수칙

1. 마음을 안정시켜야 당의 흡수가 원활하다.

2. 식사시간과 식사량을 규칙적으로 지켜 인슐린 분비를 안정시킨다.
3. 물을 지나치게 많이 먹지 않는다.
   수분 섭취가 많으면 신장 기능을 약화시켜 대사기능 전반에 악영향을 끼친다.
4. 간식을 제한한다.
   단, 인슐린 의존형 환자의 경우는 저혈당의 우려가 있을 때 체질에 적합한 간식을 먹는다.
5. 무기질과 비타민, 섬유질을 충분히 섭취한다.
6. 술과 설탕을 제한한다.
   알코올은 자체 칼로리가 높을 뿐만 아니라 식욕을 높여 식사조절과 혈당조절을 어렵게 만든다. 그리고 설탕은 순식간에 혈당치를 높이므로 피해야 한다. 양체질인 사람은 당분이 함유된 식품, 음료수, 과일, 통조림 등은 일절 삼간다. 음체질인 사람 중에는 오히려 당분을 섭취해야 할 사람이 있는데, 설탕 대신 과일이나 밤꿀 등 천연식품에서 당분을 섭취한다.
7. 표준체중보다 10% 적게 체중을 유지한다.
8. 적당한 운동을 계속한다.
   지속적인 운동은 당의 대사 개선과 혈당강하 효과를 가져온다. 가볍게 달리기, 걷기, 맨손체조, 자전거 타기, 수영, 가벼운 등산 등의 운동을 규칙적으로 하는 것이 바람직하다.
9. 냉온욕을 자주 한다.

당뇨병 치료를 위한 음체질 섭생식단

주식	1일 2회 이상, 하루 섭취량 중 32% 이하
좋은 식품	율무, 찹쌀현미, 현미, 옥수수
기타	쌀밥, 찹쌀, 수수, 조, 율무
식물성 부식	1일 3회 이상, 하루 식사량 중 40% 이상
좋은 식품	무, 감자, 당근, 부추, 무잎, 양파, 샐러리, 컴프리, 두릅, 연근
기타	미나리, 파, 열무, 버섯류, 피망, 쑥갓, 달래, 도토리묵, 갓, 고추장아찌, 마늘종, 풋고추, 냉이, 쑥, 김, 샐러리, 비트, 무순, 브로콜리, 도라지, 콜리플라워, 아스파라거스, 톳, 취나물, 죽순, 고비, 비름, 고수, 무릇, 마, 돌나물, 파래
동물성 부식	1일 1회, 하루 식사량 중 10% 이하
좋은 식품	닭고기, 달걀
기타	오리고기, 메추리, 염소고기, 토끼고기, 알류, 가물치, 빙어, 향어, 메기, 송어, 칠면조, 민물뱀장어, 연어, 꿩고기, 우유, 쇠고기, 잉어
과일	1일 1회 이상
좋은 식품	유자, 수박, 무화과
기타	토마토, 호도, 은행, 복숭아, 레몬, 국광사과, 파인애플, 살구, 밤, 매실, 잣, 홍옥사과
즙	1일 1회 이상
	당근, 컴프리, 샐러리
조미료	하루 식사량 중 4%
좋은 식품	마늘
기타	고추장, 천일염, 생강, 현미식초, 겨자, 참깨, 참기름, 옥수수 기름,

	죽염, 흑설탕, 마요네즈, 토마토케첩
기호식품	적당하게
좋은 식품	초란, 인삼, 영지, 마, 솔잎, 표고버섯균사체, 누에가루, 두릅껍질, 구기자, 스피루리나
기타	밤꿀, 율무, 뱀, 오미자

피해야 할 식품

곡류	콩류, 보리, 밀가루 음식, 메밀, 팥
채소류	고구마, 오이, 호박, 콩나물, 시금치, 상추, 깻잎, 더덕, 양배추, 신선초
육류	돼지고기, 개고기, 바다 생선류, 붕어
과일	감, 귤, 포도, 배, 바나나, 참외
조미료	들기름, 콩기름, 유채기름, 된장, 젓갈
기호식품	샴페인, 포도주, 맥주, 케이크, 스쿠알렌, 알로에, 담배, 커피

> **잠깐!**
>
> **당뇨병 환자에게 좋은 목욕법**
>
> 처음에는 더운물에 3분, 찬물에 30초씩 몸을 담그기를 2회 반복한다. 다음에는 더운물과 찬물에 1분씩 번갈아 들어가기를 7회 반복한다.

■ 당뇨병 치료를 위한 양체질 섭생식단

주식	1일 2회 이상, 하루 식사량 중 32% 이하
좋은 식품	녹두, 보리, 검정콩, 완두콩, 노란콩
기타	팥, 밀가루, 메밀

식물성 부식	1일 3회 이상, 하루 식사 중 40% 이상	
좋은 식품	시금치, 호박, 양배추, 우엉, 고구마, 다시마, 신선초	
기타	상추, 오이, 가지, 토란, 근대, 숙주나물, 케일, 청포묵, 아욱, 들깻잎, 콩나물, 메밀묵, 배추	
동물성 부식	1일 1회 정도, 하루 식사량 중 10% 이하	
좋은 식품	두부, 넙치, 모시조개, 돼지췌장, 참치	
기타	돼지, 바다 생선류, 어패류, 콩류, 콩제품	
과일	1일 1회 이상	
좋은 식품	대추, 배	
기타	바나나, 참외, 포도, 메론, 감, 딸기, 단감, 밀감류, 부사사과, 앵두, 자두	
즙	1일 1회 이상	
	양배추, 시금치, 신선초, 배	
조미료	섭취량 중 4%	
좋은 식품	들깨	
기타	콩기름, 어류알, 새우젓, 된장, 들기름, 멸치젓	
기호식품	적당하게	
좋은 식품	어성초, 뽕잎차, 칡차, 호박씨	
기타	커피, 홍차, 칡, 대추차, 더덕, 알로에, 녹차, 결명자차, 콩국, 맥주, 아카시아꿀	
피해야 할 식품		
곡류	율무, 옥수수, 현미찹쌀, 조, 수수	
채소류	쑥, 연근, 당근, 버섯류, 도라지, 쑥갓, 무, 양파, 갓, 미나리, 고사리	
육류	쇠고기, 닭고기, 우유, 오리, 미꾸라지	
과일	무화과, 토마토, 복숭아, 살구, 잣, 밤, 수박, 재래종사과, 레몬, 파인애플	

조미료	초콜릿, 참기름, 옥수수기름, 마요네즈, 토마토케첩, 버터
기호식품	녹용, 인삼, 유제품, 영지, 밤꿀, 뱀, 로얄제리

> **잠깐!**
>
> ### 저혈당이 온 경우 의식이 있을 때의 응급조치
>
> **음체질** 초콜렛 작은 네모 4칸, 캐러멜 2~3개, 야쿠르트 1병을 먹는다.
> **양체질** 부사사과 1/3개를 먹는다.
> 음식을 먹고 15분 후에도 회복되지 않으면 한 번 더 먹는다. 의식이 없을 때는 즉시 병원으로 가서 응급처치를 받는다.

간질환

　인체의 화학공장인 간은 우리 몸에 필수 영양소인 탄수화물과 단백질을 분해, 저장, 합성하고 지방과 비타민, 무기질의 대사에도 관여한다. 또한 인체 내 해로운 독성물질을 해독하는 중요한 역할을 맡고 있다. 그런데 간은 자각증상이 가장 늦은 장기이다. 대부분의 간질환이 이미 상당히 진행된 상태에서 발견되는 이유도 이 때문이다. 따라서 간은 평소 건강하다고 느껴질 때도 늘 신경을 써야 한다.

　내 몸이 싫어하는 음식을 오랫동안 먹고, 과식을 하면서 체내에 쌓인 부패한 독소성분이 간에 치명적인 영향을 미치면서 간의 기능이 떨어진다. 또한 과로, 과식, 폭식과 가공식품, 약물의 남용도 간 기능을 악화시킨다.

　하지만 간은 회복능력이 뛰어난 장기이기 때문에 질병의 원인을 제거하고 체질에 맞는 영양분을 충분히 공급해 주면서 영양의 균형을 취해주면 빠르게 회복될 수 있다.

간질환의 예방과 치료를 위한 섭생수칙

1. 꼭 필요한 열량만큼 적정량의 음식물을 섭취한다.
   과식으로 인한 잉여 열량은 간에 지방을 축적시키지 않도록 운동 등으로 빨리 소모시켜줘야 한다.
2. 양질의 단백질을 충분히 섭취한다.
   동물성 단백질은 푹 고아서 국물 형태로 섭취해 소화흡수를 돕는 게 좋다.
3. 지방 섭취를 줄이고 가능한 식물성 기름으로 대신한다.
4. 당질을 충분히 섭취한다.
   가장 큰 에너지원인 당질 섭취가 부족하면 간에서 단백질을 분해해 포도당을 합성하므로 간에 부담이 가게 된다.
5. 체질에 맞는 비타민과 미네랄 식품은 많이 먹을수록 좋다.
6. 탄산음료, 흰 설탕은 금물이다.
7. 술과 담배는 반드시 끊는다.
8. 과로를 피하고 적절한 휴식으로 안정을 취한다.

> **잠깐!**
>
> **술을 이기면 간이 편하다**
>
> 알콜성 지방간의 경우 1주일만 술을 끊고 체질에 맞는 음식을 먹으면 금세 좋아진다. 그리고 간은 술을 마신 뒤 적어도 48시간이 지나야 원상태를 회복하므로 연이어 술자리를 갖는 것은 매우 위험한 습관이다.

간질환 치료를 위한 음체질 섭생식단

주식	1일 2회 이상, 하루 식사량 중 32%
좋은 식품	율무
기타	멥쌀, 찹쌀, 수수, 조, 옥수수
식물성 부식	1일 3회 이상, 하루 식사량 중 40% 이상
좋은 식품	샐러리, 파슬리, 버섯류, 미나리, 도라지, 연근, 쑥, 쑥갓, 김, 순무, 달래, 감자, 민들레, 당근, 냉이
기타	무, 파, 두릅, 열무, 피망, 도토리묵, 양파, 갓, 고추장아찌, 마늘종, 풋고추, 비트, 무순, 브로콜리, 콜리플라워, 아스파라거스, 톳, 취나물, 당근, 죽순, 고비, 비름, 고수, 무릇, 마, 돌나물, 파래
동물성 부식	1일 1회 정도, 하루 식사량 중 10% 이상
좋은 식품	쇠고기, 미꾸라지, 잉어, 달걀, 닭고기, 재첩(민물조개), 우골분
기타	닭고기, 오리고기, 메추리, 염소고기, 칠면조, 꿩고기, 토끼 고기, 알류(달걀, 오리알, 메추리알), 민물 생선류(민물뱀장어, 연어 등)
과일	1일 1회 이상
좋은 식품	토마토, 수박, 복숭아
기타	호도, 은행, 레몬, 국광사과, 파인애플, 무화과, 살구, 밤, 레몬, 유자, 매실, 잣, 홍옥사과
즙	1일 1회 이상
	미나리, 민들레, 감자, 쑥, 비트, 연근
조미료	하루 식사량 중 4%
좋은 식품	표고버섯가루
기타	고추장, 천일염, 마늘, 생강, 현미식초, 겨자, 참깨, 참기름, 흑설탕,

	옥수수기름, 죽염, 마요네즈, 토마토케첩
기호식품	적당하게
좋은 식품	로얄제리, 화분, 알부민, 스피루리나, 영지버섯, 표고버섯 균사체, 사철쑥, 초란, 두충차, 토룡
기타	구기자, 밤꿀, 인삼, 율무, 뱀, 오미자, 레몬차, 쌀 과자, 팝콘, 정종, 동동주, 잡꿀, 녹용

피해야 할 식품

곡류	콩류, 보리, 밀가루, 메밀, 팥
채소류	시금치, 고구마, 오이, 호박, 상추, 깻잎, 더덕, 양배추, 신선초, 케일
육류	돼지고기, 개고기, 바다 생선류, 붕어
과일	감, 귤, 포도, 배, 바나나, 참외
조미료	들기름, 콩기름, 유채기름, 된장, 젓갈
기호 식품	커피, 스쿠알렌, 알로에, 담배, 맥주, 밀가루음식

■ 간질환 치료를 위한 양체질 섭생식단

주식	1일 2회 이상, 하루 식사량 중 32%
좋은 식품	팥, 검정콩, 노란콩, 보리
기타	녹두, 밀가루 음식, 메밀
식물성 부식	1일 3회 이상, 하루 식사량 중 40% 이상
좋은 식품	다시마, 케일, 신선초, 양배추, 오이, 상추, 질경이, 가지, 미역, 씀바귀, 시금치
기타	배추, 우엉, 토란, 근대, 숙주나물, 케일, 미역, 다시마, 청포묵, 고구마,

		호박, 아욱, 들깨잎, 콩나물, 메밀묵
동물성 부식		1일 1회 정도, 하루 식사량 중 10% 이상
좋은 식품		바다 조개류(모시조개, 바지락 등), 게, 굴, 돼지고기, 돼지간, 낙지, 명태, 콩류와 콩제품
기타		바다 생선류, 어류알
과일		1일 1회 이상
좋은 식품		딸기, 배, 귤, 자두, 참외, 바나나, 감, 부사사과
기타		포도, 메론, 감, 대추, 단감, 딸기, 밀감류, 부사사과, 앵두
즙		1일 1회 이상
		케일, 신선초
조미료		하루 식사량 중 4%
좋은 식품		콩기름, 새우젓
기타		된장, 들기름, 멸치젓
기호식품		적당하게
좋은 식품		레시틴, 보리싹, 맥주효모, 알로에, 결명자차, 칡, 호박씨, 해바라기씨
기타		커피, 홍차, 더덕, 대추차, 녹차, 두유, 맥주, 아카시아꿀
피해야 할 식품		
곡류		율무, 옥수수, 찹쌀, 조, 수수
채소류		잣, 미나리, 연근, 쑥, 당근, 버섯류, 도라지, 쑥갓, 무, 양파, 고사리
육류		쇠고기, 닭고기, 우유, 오리고기, 미꾸라지
과일		살구, 잣, 밤, 수박, 복숭아, 토마토, 재래종사과, 레몬, 파인 애플
조미료		참기름, 옥수수기름, 마요네즈, 토마토케첩, 버터
기호식품		녹용, 인삼, 유제품, 영지, 밤꿀, 뱀, 로얄제리

신장질환

건강한 사람의 소변은 맑고 깨끗하며 냄새가 없다. 체내 소화와 흡수 과정에서 완전 연소가 이루어져 찌꺼기가 거의 없을뿐더러 신장에서 남은 노폐물을 깨끗이 제거하고 소변으로 내보내기 때문이다. 따라서 체내의 노폐물을 제거하는 신장기능에 이상이 생기면 바로 배뇨작용에 이상이 발생한다. 소변 색깔이 붉어지고, 배뇨 시 통증을 느끼며, 소변 횟수가 갑작스럽게 증가하기도 하고 아예 소변을 보지 못하기도 한다.

신장질환으로 고생하는 사람들의 경우 약물, 심한 스트레스, 과로, 가공식품 과다섭취, 특히 음료수를 무절제하게 섭취하는 사람들이 많다. 그러나 무엇보다도 체질에 맞는 섭생이 이루어지지 않아 몸의 균형이 깨진 상태가 지속되고 이로 인해 체내에 과다하게 쌓인 노폐물을 신장이 다 처리하지 못하는 것이 근본 원인이다.

따라서 체질에 맞는 음식물 섭취로 찌꺼기 없는 완전연소를 이루는 식생활만이 병든 신장이 제 기능을 발휘할 수 있도록 돕는 최선의 방법이다.

신장기능을 회복하기 위한 섭생수칙

1. 상황에 맞게 식염을 제한한다.
   천일염으로 일정한 체액의 농도를 유지시킬 수 있는 적정량의 염분을 섭취한다.
   단, 부종이 있을 때, 소변량이 감소할 때, 중증 네프로제 증후군이 있을 때, 심부전 등의 합병증이 있을 때는 소금 섭취를 엄격하게 제한해야 한다.
2. 단백질 섭취를 제한해 쇠약한 신장기능을 보호한다.
   단백질의 과잉섭취는 소화, 흡수 과정에서 체내에 많은 독소를 배출해 신장기능에 무리를 가한다. 따라서 급성 신장 질환의 경우 단백질 식품 섭취를 특히 제한한다.
   단, 만성 신장질환자의 체력 회복과 신증후군인 경우에만 혈액 속의 알부민의 농도를 올리고 소변으로 빠져나가는 단백질의 양을 보충하기 위해 단백질 섭취를 늘린다.
3. 충분한 열량 섭취로 영양 상태를 좋게 한다.
4. 부종이 심할 때는 수분 섭취를 제한한다.
   국이나 차보다는 천연생수, 과일 및 채소즙을 통해 수분을 섭취하는 것이 좋다.
5. 비타민과 무기질이 풍부한 과일과 채소를 체질에 맞게 충분히 섭취한다.
   단, 소변량이 감소할 때는 과실 및 채소 섭취량을 줄여야 한다.
6. 칼륨, 인의 섭취는 줄이고 칼슘 섭취를 늘린다.
   신장기능이 떨어지면 음식으로 먹은 필요 이상의 칼륨과 인이 빠져 나오지 못하고 합병증을 일으키므로 인과 칼륨 섭취량을 제한하고 칼슘 섭취를 늘린다. 그러나 신부전증 환자의 경우는 칼슘이 많이 들어 있는 식품의 섭취에 주의를 요한다.

> **잠깐!**
>
> **신장기능이 약할 때는 칼륨 섭취를 줄이세요**
> 칼륨이 많이 든 식품 : 사과, 볶은 콩, 식빵, 오렌지, 황설탕, 커피, 쇠고기, 치즈, 감자, 토마토, 유제품, 계란, 현미, 보리, 호도, 땅콩, 잣

7. 규칙적인 식사와 취침으로 생체리듬을 바로 잡는다.
8. 마음의 안정으로 신장의 부담을 덜어 준다.
9. 목욕을 자주하고 몸을 따뜻하게 한다.
   소변과 땀으로 배설하지 못한 노폐물을 온탕 목욕으로 배설시킨다.

신장질환 치료를 위한 음체질 섭생식단

주식	1일 2회 이상, 하루 식사량 중 32%
좋은 식품	율무, 옥수수
기타	흰쌀, 찹쌀, 수수, 조
식물성 부식	1일 3회 이상, 하루 식사량 중 40% 정도
좋은 식품	고사리, 무, 미나리, 죽순, 양파, 버섯, 연근, 두릅, 감자, 파슬리, 부추, 당근
기타	파, 열무, 버섯류, 피망, 쑥갓, 달래, 도토리묵, 갓, 고추장아찌, 마늘종,

	풋고추, 냉이, 쑥, 김, 샐러리, 비트, 무순, 브로콜리, 콜리플라워, 아스파라거스, 도라지, 톳, 취나물, 고비, 비름, 고수, 무릇, 마, 돌나물, 파래
동물성 부식	1일 1회 정도, 하루 식사량 중 10% 이상
좋은 식품	가물치, 달걀, 잉어, 메기
기타	닭고기, 오리고기, 메추리, 염소고기, 토끼고기, 알류, 가물치, 빙어, 향어, 송어, 칠면조, 민물뱀장어, 연어, 꿩고기, 사슴고기, 쇠고기
과일	1일 1회 이상
좋은 식품	밤, 파인애플, 수박, 은행, 호도
기타	토마토, 호도, 복숭아, 레몬, 국광사과, 무화과, 살구, 유자, 잣, 홍옥사과
즙	1일 1회 이상
	연근, 감자, 파슬리, 미나리, 당근
조미료	하루 식사량 중 4%
좋은 식품	파, 마늘
기타	고추장, 천일염, 생강, 현미식초, 겨자, 참깨, 참기름, 옥수수기름, 죽염, 흑설탕, 마요네즈, 토마토케첩
기호식품	적당하게
좋은 식품	마, 아스파라거스, 식용달팽이, 토룡, 영지, 익모초, 두충, 옥수수염, 생강, 두릅
기타	클로렐라, 밤꿀, 인삼, 율무, 영지, 뱀, 오미자, 레몬, 쌀 과자, 팝콘, 정종, 동동주, 잡꿀, 녹용
피해야 할 식품	
곡류	콩류, 보리, 밀가루, 메밀, 팥
채소류	시금치, 가지, 고구마, 오이, 호박, 콩나물, 상추, 깻잎, 더덕, 양배추
육류	콩류, 돼지고기, 개고기, 바다 생선류, 붕어

과일	딸기, 감, 귤, 포도, 배, 바나나, 참외
조미료	들기름, 콩기름, 유채기름, 된장, 젓갈
기호식품	녹차, 커피, 알콜 음료, 스쿠알렌, 알로에, 담배, 맥주, 밀가루음식

■ 신장질환 치료를 위한 양체질 섭생식단

주식	1일 2회 이상, 하루 식사량 중 32% 이하
좋은 식품	팥, 검정콩, 밀가루음식, 메밀, 녹두, 강낭콩, 보리
기타	콩류
식물성 부식	1일 3회 이상, 하루 식사량 중 40% 정도
좋은 식품	더덕, 오이, 상추, 양상추, 우엉, 질경이
기타	양배추, 가지, 토란, 근대, 숙주나물, 케일, 다시마, 청포묵, 시금치, 아욱, 고구마, 호박, 들깨잎, 콩나물, 메밀묵, 배추, 미역
동물성 부식	1일 1회 정도, 하루 식사량 중 10% 이상
좋은 식품	전복, 정어리, 모시조개, 게, 해삼, 새우
기타	돼지고기, 바다 생선류, 어패류, 콩류, 콩 제품
과일	1일 1회 이상
좋은 식품	바나나, 딸기, 산딸기
기타	참외, 포도, 배, 메론, 감, 대추, 밀감류, 부사사과, 앵두, 자두
즙	1일 1회 이상
	양상추, 오이, 신선초
조미료	섭취량 중 4%
좋은 식품	콩기름, 어류 알, 새우젓

기타	된장, 들기름, 멸치젓
기호식품	적당하게
좋은 식품	칡, 결명자차, 스쿠알렌, 더덕
기타	커피, 홍차, 알로에, 대추차, 녹차, 두유, 맥주, 아카시아꿀
피해야 할 식품	
곡류	율무, 옥수수, 찹쌀, 조, 수수
채소류	갓, 미나리, 연근, 쑥, 당근, 버섯류, 도라지, 쑥갓, 김, 양파, 고사리
육류	쇠고기, 닭고기, 우유, 오리, 미꾸라지
과일	토마토, 복숭아, 살구, 잣, 밤, 수박, 재래종사과, 레몬, 파인애플
조미료	참기름, 옥수수기름, 마요네즈, 토마토케첩, 버터
기호식품	알코올 음료, 녹용, 인삼, 유제품, 영지, 밤꿀, 뱀, 로얄제리

관절염

체질에 맞지 않는 섭생이 어떻게 관절염을 유발할까? 식생활 측면에서 보면 관절염은 백설탕이나 전분질 과잉섭취로 무기성 칼슘이 관절의 연골 안에 쌓이거나 혈액 내 독소가 관절이나 운동기관에 쌓여 통증과 부종을 일으키는 것이다. 생 채소, 과일, 생수 섭취가 부족할 때 그리고 고단백, 고지방 식품을 지나치게 많이 섭취할 때 혈액의 영양 상태에 불균형을 초래하면 체내에 노폐물이 축적된다. 특히 삶은 채소를 많이 먹으면 생 채소의 옥살산이 무기수산화 되어 체내의 칼슘과 합성해 관절이나 운동기관에 이물질로 침착된다. 이로 인해 통증을 일으키고 점차 관절염으로 발전한다.

따라서 관절염의 통증은 체질에 맞는 섭생을 실천하고 생 채소를 충분히 먹으면 단시간 내에 사라질 수 있다. 특히 비타민과 유기성 미네랄이 많은 생 채소는 관절염 치료에 큰 효과가 있다.

관절염 치료를 위해 지켜야 할 섭생수칙

1. 뼈의 결합조직을 구성하는 단백질을 충분히 섭취한다.
2. 철과 칼슘을 충분히 섭취한다.
   합병증으로 인한 빈혈 예방과 관절기능에 영향을 미치는 혈액의 활력을 유지하기 위해 충분한 철분 섭취에 힘쓴다. 철분은 육류와 어류에 포함된 것이 흡수가 잘 된다. 또 칼슘은 뼈를 강하게 하고 관절치료약의 사용으로 수반될 수 있는 골다공증 등의 현상을 방지한다.
3. 식물성 기름, 어패류 섭취를 늘린다.
   식물성 기름에 많은 리놀산, 리놀레인산, 생선 기름에 많은 에이코사펜타인 등은 염증을 막는 작용을 한다. 체질에 따라 참기름, 들기름, 등푸른 생선, 땅콩, 잣 등을 많이 먹어야 한다.
4. 숙변이 쌓이지 않도록 한다.
   매끼 체질에 맞는 생 야채와 과일을 총 식사량의 40%이상 섭취해 통변을 좋게 한다.
5. 백설탕과 식염을 최소 요구량으로 줄인다.
   무기성 칼슘이 관절 연골 안에 침착되는 것을 막는다.
6. 적정 체중을 유지한다.
   체중이 많이 나가면 관절에 부담을 주므로 영양의 균형을 깨뜨리지 않고 표준 체중으로 감량해 나간다.
7. 관절염의 1차 요인을 없앤다.
   고혈압, 당뇨 등 관절염을 초래한 병의 1차적인 원인 제거에 주력한다.

관절염 치료를 위한 음체질 섭생식단

주식	1일 2회 이상, 하루 식사량 중 32% 이하
좋은 식품	율무
기타	멥쌀, 찹쌀, 수수, 조, 옥수수
식물성 부식	1일 3회 이상, 하루 식사량 중 40% 이상
좋은 식품	무, 연근, 미나리, 양파, 쑥, 당근, 셀러리
기타	감자, 파, 두릅, 열무, 버섯류, 피망, 쑥갓, 달래, 도토리묵, 갓, 고추장아찌, 마늘종, 풋고추, 냉이, 김, 비트, 무순, 브로콜리, 콜리플라워, 아스파라거스, 도라지, 톳, 취나물, 죽순, 고비, 비름, 고수, 무릇, 마, 돌나물, 파래
동물성 부식	1일 1회 정도, 하루 식사량 중 10% 이상
좋은 식품	쇠고기, 달걀, 미꾸라지, 민물뱀장어
기타	닭고기, 오리고기, 메추리, 염소고기, 토끼고기, 알류, 미꾸라지, 민물생선류, 칠면조, 꿩고기, 우유
과일	1일 1회 이상
좋은 식품	밤, 유자
기타	수박, 은행, 호도, 토마토, 복숭아, 레몬, 국광사과, 파인애플, 무화과, 살구, 매실, 잣, 홍옥사과
즙	1일 2회 이상
	연근, 미나리, 셀러리, 감자, 무잎, 당근
조미료	섭취량 중 4%
좋은 식품	생강
기타	고추장, 천일염, 마늘, 현미식초, 겨자, 참기름, 옥수수유, 죽염,

흑설탕, 마요네즈, 토마토케첩

피해야 할 식품

곡류	콩류, 보리, 밀가루, 메밀, 팥
채소류	시금치, 고구마, 오이, 호박, 상추, 깻잎, 더덕, 양배추, 콩나물
육류	돼지고기, 개고기, 바다 생선류, 붕어
과일	감, 귤, 포도, 배, 바나나, 참외
조미료	들기름, 콩기름, 유채기름, 된장, 젓갈
기호식품	커피, 스쿠알렌, 알로에, 담배, 맥주, 밀가루음식

■ 관절염 치료를 위한 양체질 섭생식단

주식	1일 2회 이상, 하루 식사량 중 32% 이상
좋은 식품	검정콩, 완두콩, 노란 콩
기타	녹두, 보리, 팥, 밀가루, 메밀
식물성 부식	1일 3회 이상, 하루 식사량 중 40% 이상
좋은 식품	고구마, 다시마, 오이, 우엉, 시금치, 토란
기타	양배추, 상추, 토란, 근대, 숙주나물, 케일, 청포묵, 호박, 아욱, 들깻잎, 콩나물, 배추, 미역, 메밀묵
동물성 부식	1일 1회 정도, 하루 식사량 중 10% 이상
좋은 식품	돼지고기, 바다 생선류, 콩류, 굴
기타	흰살 생선류, 어패류, 콩류와 콩 제품
과일	1일 1회 이상
좋은 식품	포도

기타	바나나, 참외, 배, 메론, 감, 대추, 단감, 딸기, 밀감류, 부사 사과, 앵두, 자두
즙	1일 2회 이상
	오이, 양배추, 고구마, 상추, 시금치
조미료	하루 식사량 중 4%
좋은 식품	들깨
기타	콩기름, 새우젓, 된장, 들기름, 멸치젓
기호식품	적당하게
좋은 식품	알로에, 뽕나무, 스쿠알렌, 박하
기타	커피, 홍차, 더덕, 칡, 대추차, 녹차, 결명자차, 콩국, 맥주, 아카시아꿀

피해야 할 식품

곡류	율무, 옥수수, 찹쌀, 조, 수수
채소류	갓, 미나리, 연근, 쑥, 당근, 버섯류, 도라지, 쑥갓, 무, 양파, 고사리
육류	쇠고기, 닭고기, 우유, 오리고기, 미꾸라지
과일	살구, 잣, 밤, 수박, 복숭아, 토마토, 재래종사과, 레몬, 파인애플
조미료	참기름, 옥수수기름, 마요네즈, 토마토케첩, 버터
기호 식품	녹용, 인삼, 유제품, 영지, 밤꿀, 뱀, 로얄제리

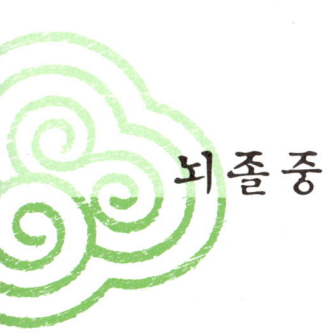

뇌졸중

흔히 중풍이라고 불리는 뇌졸중은 뇌혈관이 굳어지거나 막힌다든지 혹은 뇌혈관이 터지면서 의식에 장애가 오고 신체가 마비되는 병이다. 고혈압이나 동맥경화, 고지혈증, 비만, 당뇨, 심장질환, 흡연 등이 뇌졸중을 일으키는 원인으로 알려지고 있다.

평소 동맥경화나 고혈압이 있는 사람은 흥분된 상태나 운동 중에, 용변을 보면서 힘을 줄 때, 갑자기 더운 욕탕에 들어가거나 겨울철 찬 공기에 노출되었을 때 각별한 주의를 해야 한다.

그러나 뇌졸중 역시 체질에 맞는 섭생 건강법을 실천하고 있다면 충분히 예방할 수 있다. 또한 이미 뇌졸중으로 신체의 마비가 온 뒤라도 자신의 체질대로 섭생 건강법을 잘 실천하면 상당히 회복될 수 있다.

뇌졸중 예방 치료식에서 반드시 지켜야 할 섭생수칙

1. 염분을 철저히 제한한다.

염분을 제한하면 혈압을 안정시키는 데 상당히 도움이 되고 뇌졸중을 예방할 수 있다.
2. 단백질, 비타민, 미네랄을 충분히 섭취한다.
혈관벽의 영양상태가 나쁘면 높은 혈압을 이기기 어려워진다. 체질에 맞는 단백질 식품으로 혈관을 튼튼히 하고 비타민, 미네랄 섭취로 혈관의 탄력을 좋게 한다.
3. 지방질 섭취를 제한해야 한다.
혈액 중에 콜레스테롤 함량이 높아지면 혈액의 농도가 진해지고 혈액 순환에 장애가 따르게 된다. 그러므로 동물성 지방의 섭취는 제한하고 필요한 양은 체질에 따라 식물성 기름을 먹는다.
4. 식물섬유를 많이 섭취한다.
섬유질은 신체내 노폐물이 혈액 속에 흘러드는 것을 막아준다. 또 배변을 원활하게 해주므로 갑작스런 뇌졸중의 발병을 막아주는 역할도 한다.

■ 뇌졸중 치료를 위한 음체질 섭생식단

주식	1일 2회 이상, 하루 식사량 중 32%
좋은 식품	흰쌀
기타	찹쌀, 수수, 조, 율무, 옥수수
식물성 부식	1일 3회 이상, 하루 식사량 중 40% 이상
좋은 식품	미나리, 무, 쑥, 당근, 감자, 당근, 톳, 두릅, 양파, 김
기타	파, 연근, 열무, 버섯류, 피망, 쑥갓, 달래, 도토리묵, 갓, 고추장아찌,

	마늘종, 풋고추, 도라지, 샐러리, 비트, 무순, 브로콜리, 콜리플라워, 아스파라거스, 냉이, 취나물, 죽순, 고비, 비름, 고수, 무릇, 마, 파래, 돌나물
동물성 부식	1일 1회 정도, 하루 식사량 중 10% 정도
좋은 식품	오리알
기타	닭고기, 오리고기, 메추리, 염소고기, 토끼고기, 알류, 가물치, 빙어, 향어, 메기, 송어, 칠면조, 민물뱀장어, 연어, 꿩고기, 잉어, 쇠고기
과일	1일 1회 이상
좋은 식품	토마토, 레몬, 살구, 유자
기타	수박, 토마토, 호도, 은행, 복숭아, 레몬, 국광사과, 파인애플, 무화과, 살구, 밤, 레몬, 유자, 매실, 잣, 홍옥사과
즙	1일 1회 이상
	당근, 감자, 무잎
조미료	섭취량 중 4%
좋은 식품	참깨, 생강, 현미식초
기타	고추장, 천일염, 마늘, 겨자, 참기름, 옥수수기름, 죽염, 흑설탕, 마요네즈, 토마토케첩
기호식품	적당하게
좋은 식품	솔잎, 오가피, 홍화, 쑥차, 유자차
기타	밤꿀, 인삼, 율무, 영지, 뱀, 오미자, 레몬, 쌀 과자, 팝콘, 정종, 동동주, 잡꿀
피해야 할 식품	
곡류	콩류, 보리, 밀가루, 메밀, 팥
채소류	시금치, 고구마, 오이, 호박, 상추, 깻잎, 더덕, 양배추, 신선초, 콩나물

육류	돼지고기, 개고기, 바다 생선류, 붕어
과일	감, 귤, 포도, 배, 바나나, 참외
조미료	들기름, 콩기름, 유채기름, 된장, 젓갈
기호식품	커피, 스쿠알렌, 알로에, 녹용, 담배, 맥주, 커피, 밀가루음식

■ 뇌졸중 치료를 위한 양체질 섭생식단

주식	1일 2회 이상, 하루 식사량 중 32%
좋은 식품	검정콩, 완두콩
기타	녹두, 보리, 팥, 밀가루, 메밀
식물성 부식	1일 3회 이상, 식사량 중 40% 이상
좋은 식품	호박, 우엉, 신선초, 양배추
기타	상추, 오이, 가지, 토란, 근대, 숙주나물, 케일, 다시마, 청포 묵, 시금치, 고구마, 아욱, 들깻잎, 콩나물, 메밀묵, 배추, 미역
동물성 부식	1일 1회 정도, 식사량 중 10% 정도
좋은 식품	새우
기타	돼지고기, 바다 생선류, 어패류, 콩류, 콩 제품, 개고기
과일	1일 1회 이상
좋은 식품	감
기타	바나나, 참외, 포도, 메론, 대추, 단감, 딸기, 밀감류, 부사사과, 앵두, 자두
즙	1일 1회 이상
	신선초, 양배추

조미료	섭취량 중 4%
좋은 식품	들깨, 들기름
기타	콩기름, 어류 알, 새우젓, 된장, 들기름, 멸치젓
기호식품	적당하게
좋은 식품	칡차, 어성초
기타	커피, 홍차, 더덕, 알로에, 대추차, 녹차, 결명자차, 두유, 맥주, 아카시아꿀

피해야 할 식품

곡류	율무, 옥수수, 찹쌀, 조, 수수
채소류	쑥, 연근, 당근, 버섯류, 도라지, 쑥갓, 무, 양파, 갓, 미나리, 고사리
육류	쇠고기, 닭고기, 우유, 오리, 미꾸라지
과일	살구, 잣, 밤, 수박, 복숭아, 토마토, 재래종사과, 레몬, 파인애플
조미료	참기름, 옥수수기름, 마요네즈, 토마토케첩, 버터
기호식품	녹용, 인삼, 유제품, 영지, 밤꿀, 뱀, 로얄제리

매일 먹는 음식으로 병을 고친 사람들

살이 빠지면서 자신감도 함께 얻었어요
비만과 알레르기성 비염을 치료한 수험생 김은주 씨 (18세, 인천시 계양동)

    나는 학교 공부와 진로선택에도 골머리를 앓았지만 사실 그보다 더 큰 고민이 있었다. 어렸을 땐 그냥 보기 좋게 토실토실한 정도였는데 고등학생이 된 뒤로 무섭게 살이 쪘기 때문이다. 1학년 여름엔 162cm의 키에 몸무게가 무려 72kg까지 나갔다. 살이 찐 뒤로는 여드름까지 극성을 부려 그야말로 거울 앞에 비친 내 모습을 보기가 겁이 났다. 엄마 몰래 밥을 굶어도 보고 다이어트에 관한 잡지 기사도 죄다 골라 읽어봤지만 그때뿐이었다. 외모에 대한 자신감이 없어지자 공부하는 데도 자꾸 딴 생각만 들었다. 그러다가 1학년 가을부터는 알레르기성 비염까지 앓기 시작해 책상 앞에 앉으면 늘 머리가 띵하고 공부에 집중할 수가 없었다.
    그러던 중 엄마 친구분의 소개로 체질섭생건강법을 알게 되었다. 엄마가 첫날 섭생연구원으로부터 받아온 식단표는 사실 좀 괴로웠다. 내가 좋아하는 밀가루 음식과 포도를 일절 먹지 말라고 했기 때문이다. 언젠가 '포도 다이어트'가 좋다는 소리에 밥 대신 포도만 먹기도 했는데 참 황당했다. 아무튼 엄마는 음체질인 내게 맞는 식단대로 정성껏 음식들을 가려서 차려 주었다. 까끌까끌한 현미밥이나 아침 식사 전에 꼬박꼬박 먹어야 하는 당근즙은 먹기 힘들었지만 '딱 일주일만 참아보라'는 엄마 말씀에 참고 따랐다.

그런데 일주일이 지나자 정말 몰라보게 피부가 깨끗해지는 걸 느꼈다. 콧물 때문에 머리가 아픈 것도 줄었다. 뭔가 달라지고 있다는 느낌이 오자 그때부터는 누가 권하지 않아도 내가 더 적극적으로 음식들을 가려먹게 되었다.

놀랍게도 그렇게 음식을 가려먹기 시작한지 9달만에 20kg이 빠졌다. 나는 체질상 너무 일찍 일어나는 게 오히려 컨디션이 좋지 않다고 해서 아침 운동은 접어두고 늦잠까지 푹 자며 게으름을 피울 수 있었다. 그런데도 먹는 것만으로 살이 빠졌다는 게 신기할 따름이다. 한꺼번에 이렇게 많은 체중이 빠지면 몸이 아프다고들 하는데 나는 오히려 더 건강해졌다. 특별히 다른 약을 쓰지 않았는데도 여드름은 물론 비염까지 말끔히 사라졌다.

이제는 친구들이 모두 부러운 눈으로 쳐다본다. 살이 빠진 것도 기쁘지만 무엇보다 확신을 가지고 실천한 일이 좋은 결과를 가져 와서 난생 처음, 내가 하는 일에 자신감을 갖게 되었다.

몸에 좋은 약을 찾기 전에 체질부터 바로 압시다
한 달만에 당뇨병 약을 끊은 허병수 씨 (51세, 경기 김포)

세상에 당뇨병 환자를 유혹하는 건강법이나 식이요법만큼 다양한 게 또 있을까? 나는 지난 10년 동안 당뇨병으로 고생하면서, 병원에 있는 사촌동생의 권유로 효과가 좋다는 신약들은 거의 다 사용해 보았다.

또 자상한 아내 덕에 당뇨에 좋다는 식이요법대로 음식도 가려먹었다. 오랫동안 보리와 검은콩을 섞은 밥을 주식으로 먹었는데 가스가 차고 몸이 거북했지만 병을 고치겠다는 생각에 꾹 참고 먹었다. 또 저녁에는 쇠고기 요리와 생선을 빠트리지 않고 먹었다. 검은콩, 보리, 쇠고기, 우유, 생선 등이 당뇨병 환자에게 좋은 음식으로 알려져 있었기 때문에 한치의 의심도 하지 않았다.

그러나 아내의 정성에도 혈당은 내려가지 않았고 아침 운동은 몸을 더 피로하게 만들곤 했다. 급기야 최근 몇 년 동안은 부부관계도 가질 수 없을 만큼 몸이 망가지고 말았다. 삶이 점점 무기력해지고 있을 즈음, 우연히 잡지에서 '체질에 맞지 않으면 아무리 좋은 음식도 독이 될 수 있다'는 섭생에 관한 기사를 읽게 되었다. 실낱 같은 희망을 안고 바로 섭생연구원을 찾아갔다. 체질진단 검사결과 나는 음체질이었고 그동안 내가 병을 고치기 위해 먹었던 검정콩과 쇠고기는 오히려 화를 부채질하는 음성 식품이라는 것을 알게 되었다. 그 동안 나름대로 온갖 정성을 쏟아 식사를 준비하던 아내는 놀라서 입을 다물지 못했다.

아무튼 우리 부부는 마지막 희망을 붙잡는 기분으로 섭생치료에 전력을 다했다. 우선 검정콩 대신 현미찹쌀과 율무, 조를 섞은 잡곡밥을 먹기 시작했고 아침, 저녁으로 미나리와 당근, 감자로 만든 즙을 식전에 거르지 않고 마셨다. 무엇보다 무리한 아침 운동 대신 서너 시 경 아내와 가까운 약수터로 가벼운 산책을 시작한 것이 좋았다. 건강을 지키려고 무리하게 운동을 하면서 오히려 기력이 떨어졌던 옛날에 비해 몰라보게 컨디션이 좋아졌다.

몸의 컨디션이 급속도로 좋아지더니 섭생을 실천한지 한 달만에 인슐린을 끊을 수 있었다. 이전에 인슐린 30을 맞고도 식전 206, 식후 444 정도를 기록하던 혈당치가 식전 130, 식후 136이라는 놀랄만한 결과를 얻었다. 지난 10년의 시행착오가 너무 길고 고통스러웠다는 것이 안타깝다. 부디 내가 겪은 이 고통을 다른 사람들은 되풀이하지 않았으면 한다.

당뇨에 좋은 음식을 찾기 전에 먼저 자기 체질을 바로 알 것을 권한다. 아무리 몸에 좋은 약도 자기에게 맞지 않으면 독이 되니까 말이다.

공들여 먹던 채소즙이 효과가 없던 이유
간염과 갖가지 합병증을 치료한 송병수 씨 (50세, 부산)

40대 초반 간염진단을 받고 나서부터 그야말로 내 인생은 병마와의 지난한 싸움의 연속이었다. 그 동안 간염 치료약을 꾸준히 먹으면서 여러 가지 식이요법을 병행했지만 간암 지표반응이 양성인 상태로 GOT, GPT수치도 떨어질 줄을 몰랐다. 거기다 오랜 치료 기간 동안 쌓인 스트레스와 약물복용 탓으로 위궤양까지 앓고 있었다. 또한 변비와 치질까지 그야말로 생활 전반이 말 못할 고통으로 얼룩져 있었다. 특히 겨울이면 손발이 트고 몸이 차가워 늘 기력이 쇠약한 상태로 하루하루를 보냈다. 모든 것이 간염 하나로 시작해서 내 몸이 총체적으로 망가지고 있다는 느낌이 들었다.

　간 치료에 좋다는 식이요법을 시작할 때만 해도 병을 고치겠다는 일념으로 몸에 좋다는 것을 열심히 찾아 먹었다. 평소 입에도 대지 않던 잡곡밥을 하루도 거르지 않았고, 과일과 채소를 중심으로 채식 위주의 식사를 했다. 특히 간에 좋다고 소문난 케일, 신선초, 돌나물, 돌미나리즙은 대놓고 먹었다. 그렇게 좋아하던 커피도 끊고 대신 몸에 좋다는 쑥차를 마셨다.

　그런데도 몸은 나아지지 않았다. 남들이 마지막이라 생각하고 매달리는 식이요법들이 나에겐 별다른 효과를 거두지 못하자 견디기 힘들었다. 나는 결국 남은 여생을 온갖 질병을 떠 안고 살면서 고통 속에서 차츰 소멸해 갈 것이란 절망감에 사로잡혀 버렸다.

　그런 가운데 체질섭생법을 알게 된 것은 내게 기적과도 같은 축복이었다. 양체질이라는 진단을 받고 보니 그 동안 건강을 생각해 즐겨 먹었던 식품들 중에는 내 몸에 맞지 않고, 오히려 해를 끼치는 것들도 있었다는 것을 알게 되었다. 더구나 그토록 정성 들여 마셔왔던 채소즙도 양성과 음성이 뒤섞여 있어 애초에 치료 효과를 기대할 수 없었다는 말에는 정신이 번쩍 들었다.

　나는 이때부터 양체질에 맞지 않는 돌나물과 돌미나리를 빼고 케일, 신선초, 상추, 오이, 배추를 가지고 새롭게 만든 채소즙을 장복하기 시작했다. 그리고 쑥차 대신 알로에와 칡차를 마시기 시작했다. 특히 간 환자들에게 중요한 단백질 섭취도 예전에 즐겨먹던 쇠고기 대신 콩제품과 생선으로 대체했다. 아내는 육류 소비가 준 만큼 가계부담도 덜었다며 일석이조라고 좋아했다. 대신 치료에 쓰는 채소를 보다 질 좋은 유기농산물로 구입하게 되어 여러모로 가족 모두의 식생활이 개선되었다.

섭생을 시작한지 보름쯤 지나자 음식을 먹으면서 고통스러웠던 소화 장애들이 사라지고 피로도 덜 느끼게 되었다. 한 달쯤 지나니까 자연스럽게 변비와 치질이 해결되었다. 섭생을 시작한지 두 달이 지나자 싸늘하던 손발에 온기가 느껴지기 시작했다. 아내는 따뜻한 내 손을 잡는 것만으로도 마음이 놓인다고 했다. 결국 네 달만에 병원에서 간염 지표 음성 판정을 받는 기적이 나에게도 일어난 것이다.

섭생이 남편의 말문을 열었어요
뇌졸중으로 쓰러진 남편을 살린 안숙자 씨 (52세, 대전)

남편은 주위에서 일 중독이란 소릴 들을 정도로 성실하게 일하는 사람이다. 덕분에 작지만 내실 있고 튼튼한 사업체를 운영하며 우리 가족은 별 어려움 없이 화목하게 지낼 수 있었다. 그런데 지난해 가을, 가족 모두가 오랜만에 단풍구경을 하러 떠났던 여행길에서 하늘이 무너지는 듯한 일이 벌어지고 말았다. 남편이 운전 도중 갑자기 뇌출혈을 일으켜 쓰러진 것이다. 다행히 급히 병원으로 옮겨 치료를 받아 구사일생으로 생명은 건졌지만 몸 왼쪽이 모두 마비되었다. 말도 분명히 할 수 없게 되자 남편은 살아도 '병신'과 다를 바 없게 되었다며 신세를 한탄하기 시작했고 매사에 의욕을 잃었다.

나는 남편이 갈수록 몸이 쇠약해지는 것도 걱정이었지만 남편의 마음이 병들어 가는 것을 더 견딜 수가 없었다. 그러다가 친구의 소개로 섭생 연구원을 찾게 되었다.

의사소통이 불편한 남편과 함께 상담을 받는 데 원장님은 제일 먼저 평소 어떤 음식을 즐겨 먹는지 물었다. 남편은 사업상 워낙 바쁜 사람이어서 아침을 제대로 먹지 못했다. 늘 땅콩죽이나 케일즙, 토마토즙 같은 걸로 식사를 대신했다. 나는 점심이라도 든든하게 챙겨먹으라고 신신당부를 했고 남편도 점심 때는 고기를 많이 먹었다. 나 역시 으레 함께 식사를 할 때는 남편이 좋아하는 삼겹살이나 돼지불고기를 빠뜨리지 않고 준비했다. 남편은 식사가 불규칙하다 보니 자연 빵이나 과자 같은 군것질을 많이 했고 특히 술과 담배, 커피 등도 내가 알고 있는 것보다 상당히 많은 양을 먹고 있었다.

원장님은 "이렇게 먹고도 병이 걸리지 않는다면 오히려 이상한 일"이라며 식생활을 180도 바꿔야 몸이 달라질 거라고 하셨다. 남편의 건강을 회복하는 데 아내인 내가 해야할 일이 많다는 말에 나는 그야말로 이를 악물며 마음을 다졌다.

음체질인 남편을 위해 표고버섯과 감자, 현미, 율무, 옥수수를 섞어 잡곡밥을 짓기 시작했고, 아침과 저녁으로 샐러리와 당근, 미나리 등을 넣은 즙을 만들었다. 음식을 조리할 때 간을 싱겁게 하고 그 동안 편하다는 이유만으로 즐겨 써왔던 합성조미료는 과감히 내다버렸다. 맵고 칼칼한 된장찌개와 삼겹살 구이가 즐겨 오르던 저녁 식탁도 완전히 변했다. 남편은 된장을 절대 먹어서는 안 된다고 했기 때문이다. 처음 섭생연구원을 찾을 때만 해도 회의적이던 남편은 내 성의가 고마웠는지 서서히 마음을 열고 연구원에서 일러준 운동요법과 목욕요법을 성실하게 지키기 시작했다.

그리고 보름쯤 지났을 무렵, 나는 나를 부르는 남편의 목소리가 달라진 것을 확인할 수 있었다. 서서히 입술근육이 풀리고 말이 정확해지기 시작했다. 두 달이 지나자 혼자서 운전을 할 수 있을 만큼 좋아졌다. 용기를 잃지 않고 치료를 게을리 하지 않은 남편이 그저 고마울 따름이다.

남편 덕분에 나는 식품에 관해서는 이제 '박사'라고 할 만큼 박식해졌다. 지금은 아이들과 나를 위해서도 체질에 맞는 재료들을 따로 준비하고 있다.

섭생일기를 쓰면서 인생을 다시 배운 느낌이에요
식생활 개선으로 활력을 되찾은 유은주 씨 (39세, 서울)

나는 무슨 큰 병이 있어서 섭생을 시작한 것은 아니다. 쉽게 피로하고 종종 속이 더부룩한 것 때문에 불편을 겪고 있었지만 그렇게 못 견딜 정도는 아니었다. 그저 오랜 직장생활을 접고 집 안에만 있으니 마음이 답답해서 생긴 병이라 생각했다.

그래도 뭔가 좀더 의욕적이고 건강한 생활을 꾸려야겠다는 생각이 들어 이웃의 주부들과 등산을 하기도 했다. 대부분이 건강을 염려하며 산행을 시작한 사람들이다 보니 으레 모이면 건강에 대한 이야기가 화제였다. 나는 그곳에서 우연히 섭생을 통해 죽을 병을 고친 사람들의 이야기를 들었고 순전히 호기심에서 섭생연구원에 문을 두드렸다.

섭생연구원에서는 건강검진과 같은 몇 가지 검사를 한 뒤 일주일 동안 먹은 음식물을 하나도 빠짐없이 적어오라며 〈섭생일기장〉을 주었다. 일기를 써본 기억이 까마득한 나이에 한 끼 한 끼 먹는 식사일기를 쓴다니 처음엔 좀 우습기도 했다. 그러나 막상 일기를 적다보니 나도 모르던 재미있는 사실들을 알게 되었다. 평소에 아무 생각 없이 장을 보고 요리를 한다고 생각했는데 그 속에는 분명히 내가 선호하는 식품들이 두드러지게 보였다. 특히 밀가루 음식을 좋아했는데 막상 일기장을 들여다보니 지나치게 많이 먹고 있다는 걸 한눈에 알 수 있었다.

　더 중요한 것은 자주 먹는 이 밀가루 음식이 내 체질엔 영 맞지 않았다는 것이다. 그날 먹은 음식과 함께 몸의 반응을 기록했는데 정말 밀가루 음식을 먹은 날은 예외 없이 속이 거북했다고 적혀 있었다. 2차 상담에서 내가 기록한 식사 일기를 토대로 태어난 곳부터 자라난 환경 또 현재의 가족 관계에 이르기까지 소상한 이야기와 함께 상담을 한 뒤 나는 음체질이란 판정을 받았다. 이것은 그냥 병원에서 피 뽑고 엑스레이 찍어 건강상태를 알려주는 건강종합검진과 전혀 다른 느낌이었다. 건강이 총체적인 생활의 반영이란 걸 처음으로 실감한 자리였다.

　나는 피로와 소화장애 등이 모두 잘못된 식생활에서 기인한다는 진단을 전적으로 신뢰하고 그날로 당장 식탁을 바꾸었다. 체질에 맞게 만든 과일과 야채즙 그리고 몸에 맞는 재료만 골라 지은 잡곡밥과 반찬은 조금씩 내 생활을 변화시켜 갔다. 장을 볼 때도 섭생 원칙에 따라 계획을 세우고 식단을 짜고 또 식사 후에는 그것을 기록했다. 어찌 보면 귀찮을 것만 같은 일들이 새록새록 즐거움을 안겨주었다. 살림도 전에 비해 훨씬 규모 있고 안정되어 갔다. 친구들에게 회춘한다는 소릴 들을 정도로 피부가 고와졌으며 몸과 마음도 맑고 가벼워졌다. 산에서는 가장 '쌩쌩하다' 는 소릴 들으며 주위 아줌마들의 부러움을 사고 있다.

　체질섭생으로 잃어버린 몸맛을 찾으면서 몸의 반응도 예민해졌다. 어쩔 수 없이 외식을 하거나 식사 초대를 받았을 때는 영락없이 몸에 이상 반응이 왔다. 처음에는 너무 놀라서 섭생연구원에 연락을 했는데 원장님은 몸이 맑아졌기 때문에 나쁜 음식에 대한 거부반응도 그만큼 강하게 나타나는 것이라며 안심시켰다. 또 어떤 사람은 샐러드에 뿌린 소스가 몸에 맞지 않아도 금세 어지럼증을 느낀다고 했다.

    나는 지금도 꾸준히 섭생을 실천하고 있다. 섭생은 조금만 게을리 해도 바로 몸에서 괴로운 반응이 나타나는데 나는 이 자체가 무척 고맙다. 마치 내 건강을 지키기 위한, 위험에 대비한 경보장치를 하나 선물 받은 기분이다.

부록 | 섭생 실천 일기장

잃어버린 몸의 소리를 들어보세요

섭생일기 작성 요령
1. 처음 일주일간은 평소 먹던 음식대로 먹으면서 식사내용을 기록한다.
2. 주식과 부식 기타 그날 먹었던 기호식품들의 기질을 음성과 양성으로 구분한다.
   좀 더 정확한 기록을 남기려면 조미료(고춧가루, 후추, 깨소금 등)의 기질도 함께 적는다.
   음양 식품 구분은 266~271페이지를 참고한다.
3. 식후에 나타나는 몸의 자각 증상을 빠짐없이 기록한다.
4. 거부감을 일으키는 먹을거리의 기질을 살펴보고 자신의 예상체질을 확인해본다.
   음성 식품이 맞지 않으면 음체질, 양성 식품이 맞지 않으면 양체질일 가능성이 높다.
5. 중증 환자인 경우, 동물성 식품은 가능한 절제하고 특정 기호식품(인삼, 녹용, 사향, 영지버섯)은 세밀한 체질검사 후 섭취하도록 한다.

섭생일기를 적으면서 알게 되는 것들

1. 자기 체질을 정확히 분석하기 위한 자료를 마련할 수 있다.
2. 대수롭지 않게 여겨왔던 가벼운 소화불량이나 속 쓰림 등의 소화기 장애의 원인이 되는 식품을 바로 알아낼 수 있다.
3. 평소의 식생활을 점검할 수 있다.
   지나치게 어느 한쪽에 치우쳐 있는지, 균형 있는 식탁을 꾸리고 있는지 한눈에 볼 수 있다.
4. 이후 계획적인 식사를 준비할 수 있다.
   반찬 한 가지를 만들더라도 내 몸에 맞는 기질의 식품과 건강한 먹을거리를 찾고 재료가 가지고 있는 생명력을 최대한 살리기 위해 요리에 정성을 쏟게 된다.

자주 외식할 일이 생길 때

1. 최대한 체질에 맞게 골라 먹도록 한다.
2. 부득이할 경우 상대적으로 독성이 강한 동물성 식품(육류, 생선류 등)과 소스를 특히 주의하고 야채 위주로 식사한다.
3. 가능하다면 밑반찬을 미리 준비한다.
4. 외식 후 신속한 해독요법이 필요하다. 체질에 맞는 녹즙을 섭취하거나 양체질은 진한 녹차, 음체질은 생강차나 매실차를 상용하되 그래도 불편한 경우에는 금식한다.

(작성 예)

섭생 실천 일기장

2002년 8월 28일 수요일

	내가 먹은 음식(주재료의 음/양)	몸의 반응
아 침 (시 분)	현미밥(양), 닭도리탕(양), 배추김치(음), 콩나물(음), 김(양), 국(음)	속이 답답하다
간 식	우유 1잔	설사
점 심 (시 분)	호박죽(음), 배추물김치(음), 단감(음)	없음
간 식	커피 1잔	없음
저 녁 (시 분)	쌀밥(양), 무국(양), 쇠고기 전골(양), 감자조림(양), 소주 1잔(양)	속이 더부룩하고 가스 참, 신물이 넘어옴

하루의 식사를 돌아보며

아침밥을 먹고 오전 내내 속이 답답했다. 우유를 한 잔 마시고 설사를 했다. 저녁에는 친구들과 함께 외식을 했다. 그런데 어찌된 일인지 내내 신트림이 나고 속이 더부룩했다. 오늘 하루, 내가 먹은 음식을 쭉 살펴본 결과 내 예상 체질은 양체질인이 더 분명해졌다. 나와 같은 기질인 양성식품을 먹었을 때는 예외없이 몸에서 거부반응이 있었다.

음양 식품 구분표

■ 음성 식품

곡류	보리(납작보리), 밀과 밀가루 음식, 콩류(검정콩, 완두콩, 노란콩, 강낭콩 등), 메밀,
잎채소	배추, 양배추, 상추, 시금치, 근대, 아욱, 깻잎, 양상추, 신선초, 케일,
열매채소	가지, 호박, 오이
뿌리채소	고구마, 우엉, 더덕, 토란
나물류	씀바귀, 질경이, 고들빼기, 머위대, 콩나물, 숙주나물,
해산물	미역, 다시마,
가공식품	곤약, 메밀묵, 청포묵, 두부, 콩국, 청국장, 된장, 간장 등 콩제품,
과일	바나나, 감, 단감, 대추, 배, 귤, 금귤, 기타 감귤류, 부사사과, 포도, 키위, 딸기, 산딸기, 자두, 참외, 앵두, 메론, 자몽, 참다래, 모과
육류	돼지고기, 돼지간, 돼지췌장, 개고기,
어패류	조기, 참치, 정어리, 명태, 청어, 넙치, 삼치, 꽁치, 가자미, 아귀, 뱅어, 홍어, 모시조개, 대합, 바지락, 굴, 오징어, 낙지, 해파리, 멸치, 게, 새우, 해삼, 멍게, 전복, 성게, 젓갈류(창란젓, 알젓 등), 북어포
조미료	콩기름, 들기름, 유채기름, 들깨,
술	포도주, 맥주, 양주(포도증류주), 복분자술, 막걸리(밀가루),
음료	결명자차, 보리차, 칡차, 더덕차, 들깨차, 녹차, 뽕잎차, 감잎차, 대추차, 질경이 달인 물, 커피, 홍차,
기타	알로에, 갈근, 박하, 백합뿌리, 어성초, 엿기름, 소맥배아, 맥주효모, 땅콩, 해바라기씨, 호박씨, 땅콩, 레시틴, 보리싹, 아카시아 꿀

양성 식품

곡류	율무, 찹쌀, 멥쌀, 찹쌀현미, 현미, 수수, 조, 옥수수, 흑미
잎채소	부추, 파, 미나리, 무잎, 무순, 쑥갓, 갓, 고추잎, 쑥, 샐러리, 컴프리, 비트, 파슬리, 브로콜리, 콜리플라워, 아스파라거스, 치커리, 알파파, 크레송
열매채소	고추, 토마토, 피망,
뿌리채소	무, 순무, 열무, 감자, 당근, 연근, 양파, 마
나물류	돌나물, 쑥, 민들레, 달래, 냉이, 취나물, 고사리, 도라지, 고비, 비름, 고수, 무릇, 산나물류, 죽순, 두릅, 표고버섯, 목이버섯, 송이버섯, 느타리버섯, 팽이버섯 등 모든 버섯류
과일	파인애플, 복숭아, 수박, 국광사과, 홍옥사과, 재래종 사과, 매실, 레몬, 밤, 잣, 호도, 은행, 유자, 탱자, 살구, 석류, 무화과, 아몬드, 마른 살구, 체리
해산물	김, 파래, 톳, 우뭇가사리
육류	쇠고기, 사골, 우골분, 쇠간, 소지라, 우유와 유제품, 닭고기, 메추리고기, 칠면조, 오리고기, 오리피, 양·염소·토끼·꿩·사슴·노루고기
육류 부산물	알류(달걀, 오리알, 메추리알), 유제품 (치즈, 요쿠르트 등)
어패류	미꾸라지, 민물고기류(잉어, 빙어, 향어, 송어, 연어, 민물뱀장어, 가물치, 메기), 민물조개류 (재첩 등),
조미료	참기름, 옥수수기름, 마늘, 후추, 생강, 검은참깨, 노란 참깨, 현미식초, 표고버섯가루, 고추장, 천일염, 죽염, 겨자, 흑설탕, 토마토케첩, 마요네즈 (옥수수기름으로 만든 것), 카레,
술	정종, 동동주, 소주(감자), 청하, 매실주, 막걸리(쌀)
음료	쑥차, 국화차, 유자차, 율무차, 두충차, 옥수수차, 생강차, 레몬차, 옥수수 수염 달인 물, 양파껍질 달인 물, 두릅껍질 달인 물,
기타	인삼, 녹용, 당귀, 황기, 엉겅퀴, 익모초, 삼백초, 사철쑥, 산사자, 구기자, 오미자, 솔잎, 웅담, 우황, 사향, 홍화씨, 복숭아씨, 살구씨, 아주까리기름, 밤꿀, 잡꿀, 로얄제리, 화분, 동충하초, 쌀과자, 팝콘, 상황버섯

음양 식품 구분표

■ 양성 식품으로 만든 요리

1. 밥과 죽 (85~89페이지)

감자밥	쑥밥	치즈죽
김초밥	옥수수밥	타락죽
무밥	율무밥	표고버섯죽
버섯잡채밥	잣죽	현미(찹쌀)밥
송이덮밥	좁쌀야채죽	호도죽
쇠고기볶음밥	죽순죽	흑임자호도죽
수수밥	찰옥수수밥	
쌀밥	찹쌀밥	

2. 국과 탕 (90~95페이지)

가물치매운탕	닭고기전골	실파장국
(소)갈비탕	도가니탕	애탕국
감자국	떡전골	열무감자국
감자양파국	무국	육개장(양지머리 또는
김냉국	무맑은장국	닭 가슴살)
곰탕	무지짐이	초교탕
(소)곱창국	무찌개	추어탕
냉이무국	버섯감자국	표고감자국
느타리버섯국	삼계탕	표고무국
달걀탕	설렁탕(소양지머리)	표고버섯찌개
달래무찌개	쇠고기전골	풋고추찌개
닭갈비탕	실파국	햇고사리국

3. 무침과 볶음 (96~109페이지)

감자볶음	고춧잎버섯볶음	닭고기고추장볶음
감자샐러드	고춧잎절임	당근볶음
감자피망잡채	김무생채	도라지나물
감자풋고추볶음	김무침	도라지무생채
겨자채	냉이나물	도토리묵무침
고사리나물	느타리버섯볶음	두릅나물
고추장볶음	달래냉이나물	두릅초나물

마늘종무침	불고기	죽순버섯볶음
마늘종절임무침	비름나물	죽순채
마늘풋고추볶음	삼색초나물	파래무침
무말랭이무침	샐러리무침	파무침
무볶음	생강초	파숙회
무생채	쇠간절임	표고탕수
무짠지무침	쇠고기고추장볶음	풋고추장아찌
무초절이	쇠고기정과	풋마늘장아찌
물쑥나물	실파무침	천엽볶음
미나리무침	쑥갓나물무침	취나물볶음
미나리장아찌	쑥갓느타리무침	토마토샐러드
버섯잡채	양송이버섯볶음	훈제연어초무침
부추겉절이	연근당근초절이	
부추볶음	원추리나물	

4. 조림과 찜 (110~116페이지)

갈비찜	닭찜	알감자조림
감자조림	떡찜	연근조림
감자찜	무양파조림	탕수양송이
감자풋고추조림	무조림	풋고추조림
달걀찜	비프스테이크	풋고추찜
닭고기 장조림	쇠고기 장조림	

5. 구이와 튀김 (116~118페이지)

감자부각	김부각	야채튀김
감자양파튀김	느타리버섯구이	팝콘
감자크로켓	닭날개 양념튀김	프렌치포테이토
고추부각	닭모래집구이	

■ 음성 식품으로 만든 요리

1. 밥과 죽 (119~124페이지)

검정콩밥	김치만두국	녹두밥
강낭콩밥	김치스파게티	떡국
고구마밥	냉콩국수	대추밥

북어죽	애호박바지락죽	콩죽
비빔국수	어묵냄비	팥죽
새우죽	울면	팥(완두콩)밥
새우튀김국수	전복죽	해물자장면
생선초밥	쫄면	회덮밥
아욱수제비	칼국수	호박죽
아욱죽	콩나물밥	호박범벅

2. 국과 탕 (125~129페이지)

가지냉국	두부(된장)찌개	시금치된장국
건새우아욱국	두부새우젓찌개	아욱국
게살연두부국	두부전골	애호박찌개
굴냄비	물오징어찌개	우럭매운탕
굴두부찌개	미역국	우엉된장국
굴비찌개	미역북어국	조개탕
김치굴국	미역오이냉국	조기맑은장국
김치콩나물국	배추완자탕	청국장명란찌개
김치찌개	북어두부찌개	콩나물국
꽃게매운탕	새우전골	콩비지찌개
낙지전골	생선완자국	토란탕
대합전골	생태찌개	해물전골
동태포명란찌개	생태탕	해삼탕
두부된장국	순두부찌개	호박찌개

3. 무침과 볶음 (129~137페이지)

가지나물	껍질콩볶음	마른호박나물
가지볶음	꽃게장	메밀묵무침
가지새우살볶음	낙자볶음	멸치볶음
가지장아찌	노각생채	물다시마무침
간장게장	두부김치	물미역무침
게살볶음	두부냉채	미역오이초무침
고구마순멸치볶음	두부명란젓무침	민어채
고구마줄기볶음	더덕무침	배추무침
고들빼기김치	더덕장아찌무침	배추새우초나물
굴두부볶음	돼지간볶음	봄동겉절이
깻잎볶음	두부냉채	봄동오이김치
깻잎장아찌	마른새우곤약볶음	북어완자찜

북어채볶음	오이볶음	족채
상치겉절이	오이생채	청포묵무침
상추말이	오이소박이	콩나물무침
생미역새우무침	오이장아찌	해초조개무침
소라오이생채	오이지무침	해파리오이무침
숙주무침	오징어무침	황석어젓무침
시금치무침	오징어초회	호박나물
아욱조개무침	오징어홍합볶음	호배추볶음
양배추오이생채	우엉흰콩조림	홍어회
오이나물	제육볶음	

4. 조림과 찜 (137~141페이지)

가자미조림	대합찜	양배추말이쌈
가지찜	돼지머리편육	오징어순대
갈치조림	돼지고기갈비찜	우엉조림
갈치포조림	두부조림	자반고등어찜
게찜	마른새우조림	제육장조림
고등어된장조림	마른오징어조림	조갯살소라장조림
고등어조림	마른조갯살조림	콩자반
김치말이고기찜	미더덕찜	콩조림
김치적	배추찜	토란조림
깻잎조림	북어조림	토란찜
깻잎찜	북어찜	호박새우찜
꼬막조개찜	새우찜	홍합조림
단호박풋콩조림	소라찜	

5. 구이와 튀김 (141~144페이지)

가자미튀김	도루묵튀김	이면수튀김
가지양념구이	망둥어튀김	제육튀김
가지전	매듭자반	조개양념장구이
갈치튀김	명태튀김	조기양념구이
굴산적	물오징어튀김	탕수육
굴튀김	뱅어포구이	콩빈대떡
깻잎튀김	병어양념구이	해물전
고구마튀김	새우식빵튀김	호박전
녹두전	새우튀김	흰살생선전
더덕구이	오징어불고기	

섭생 실천 일기장

년   월   일   요일

	내가 먹은 음식(주재료의 음/양)	몸의 반응
아 침 (시 분)		
간 식		
점 심 (시 분)		
간 식		
저 녁 (시 분)		
하루의 식사를 돌아보며		

※ 음체질은 양성 식품, 양체질은 음성 식품을 먹어야 몸 안에서 음양조화가 이루어져 건강해집니다.

섭생 실천 일기장

년   월   일   요일

	내가 먹은 음식(주재료의 음/양)	몸의 반응
아 침 (시 분)		
간 식		
점 심 (시 분)		
간 식		
저 녁 (시 분)		
하루의 식사를 돌아보며		

※ 음체질은 양성 식품, 양체질은 음성 식품을 먹어야 몸 안에서 음양조화가 이루어져 건강해집니다.

섭생 실천 일기장

년   월   일   요일

	내가 먹은 음식(주재료의 음/양)	몸의 반응
아 침 (시 분)		
간 식		
점 심 (시 분)		
간 식		
저 녁 (시 분)		
하루의 식사를 돌아보며		

※ 음체질은 양성 식품, 양체질은 음성 식품을 먹어야 몸 안에서 음양조화가 이루어져 건강해집니다.

섭생 실천 일기장

년   월   일   요일

	내가 먹은 음식(주재료의 음/양)	몸의 반응
아 침 (시 분)		
간 식		
점 심 (시 분)		
간 식		
저 녁 (시 분)		
하루의 식사를 돌아보며		

※ 음체질은 양성 식품, 양체질은 음성 식품을 먹어야 몸 안에서 음양조화가 이루어져 건강해집니다.

섭생 실천 일기장

　　　　　　　　　　　　　　　　　　　년　　월　　일　　요일

	내가 먹은 음식(주재료의 음/양)	몸의 반응
아 침 (시 분)		
간 식		
점 심 (시 분)		
간 식		
저 녁 (시 분)		
하루의 식사를 돌아보며		

※ 음체질은 양성 식품, 양체질은 음성 식품을 먹어야 몸 안에서 음양조화가 이루어져 건강해집니다.

섭생 실천 일기장

년   월   일   요일

	내가 먹은 음식(주재료의 음/양)	몸의 반응
아 침 (시 분)		
간 식		
점 심 (시 분)		
간 식		
저 녁 (시 분)		
하루의 식사를 돌아보며		

※ 음체질은 양성 식품, 양체질은 음성 식품을 먹어야 몸 안에서 음양조화가 이루어져 건강해집니다.

약이 되는 체질밥상

1판 1쇄 발행 2001(4334)년 12월 8일
1판 9쇄 발행 2020(4353)년 3월 31일

지은이·허봉수
펴낸이·심정숙
펴낸곳·(주)한문화멀티미디어
등록·1990. 11. 28. 제 21-209호
주소·서울시 강남구 봉은사로 317 논현빌딩 6층 (06103)
전화·영업부 2016-3500 편집부 2016-3507
www.hanmunhwa.com

편집·이미향 강정화 최연실 진정근
디자인 제작·이정희 목수정
경영·강윤정 권은주|홍보·조애리
영업·윤정호 조동희|물류·박경수

만든 사람들
기획·이미향 | 디자인·이정희 이은경 | 그림·박경화

ⓒ 허봉수 2001.
ISBN 978-89-5699-156-6 13510

잘못된 책은 본사나 서점에서 바꾸어 드립니다.
저자와의 협의에 따라 인지를 생략합니다.
본사의 허락 없이 임의로 내용의 일부를 인용하거나 전재, 복사하는 행위를 금합니다.